Dr. med. Dieter Markert • Forever Young

DR. MED. DIETER MARKERT

# Forever Young – das Altern besiegen

**Der Weg zu optimalem Zellstoffwechsel**

*Der Schlüssel für Gesundheit, Vitalität und ein langes Leben*

**Mosaik**

Redaktion: Monika König
Textbearbeitung: Christine Stecher
Umschlaggestaltung: Design Team München
Satz: Filmsatz Schröter GmbH, München
Druck und Bindung: Graphischer Großbetrieb Pößneck GmbH
Printed in Germany
ISBN 3-576-11227-8

**Inhalt**

Die hier vorgestellten Informationen sind nach bestem Wissen und Gewissen geprüft, dennoch übernehmen der Autor und der Verlag keinerlei Haftung für Schäden irgendeiner Art, die sich direkt oder indirekt aus dem Gebrauch der in dem Buch beschriebenen Anwendungen ergeben. Bitte beachten Sie in jedem Fall die Grenzen der Selbstbehandlung, und nehmen Sie bei Krankheitssymptomen professionelle ärztliche und naturheilkundliche Hilfe für Diagnose und Therapie in Anspruch.

## Steinalt werden und fit bleiben

Der Februar 1994 ist ein bedeutsames Datum in der Wissenschaftsgeschichte, denn auf der Konferenz zum Thema *Molekulare Aspekte des Alterns* in Berlin-Dahlem haben sich die führenden Erbforscher der Welt nahezu einmütig auf ein in dieser Art noch nie dagewesenes Statement festgelegt. Sie verkündeten, daß die maximale Lebensdauer des Menschen mit an Sicherheit grenzender Wahrscheinlichkeit 120 Jahre beträgt. Mit einer Fülle verschiedenster Untersuchungsergebnisse und Daten untermauerten die Wissenschaftler ihre sensationelle Feststellung.

Die kürzlich verstorbene Französin Jeanne Calment, die ein Alter von 122 Jahren erreichte, schien die These der Genetiker zu bestätigen. Bis zu ihrem Tod wurde Jeanne Calment im *Guinness Buch der Rekorde* als nachweisbar ältester lebender Mensch der Erde geführt. In den USA gibt es gegenwärtig zwei weitere Kandidaten auf diesen Titel: Augusta Watts (121) und Christian Mortensen (115). Beide erfreuen sich bester Gesundheit bei geistiger Frische.

Und wie steht es mit Ihnen? Wollen Sie selbst auch so alt werden? Oder zweifeln Sie daran, daß das Altwerden überhaupt etwas Erstrebenswertes ist, da es ja doch nur mit Krankheit und Siechtum verbunden zu sein scheint?

Genau hier liegt das Problem. Da haben nun kluge Köpfe ein so großes Potential an Lebensjahren in den menschlichen Genen ausgemacht, und nur sehr wenige Menschen sind in der Lage, dieses Potential auch nur annähernd einzulösen – und das meist lediglich in einem Zustand zunehmender Schwäche, möglicherweise behindert durch Krankheiten. Es stellt sich die Frage, warum die Mehrzahl lange vor der Zeit stirbt. Warum die meisten Menschen schon in ihren mittleren Jahren beginnen, krank und siech zu werden, und damit nicht in den Genuß einer langen glücklichen und erfüllten Lebenszeit kommen.

Viele der Gründe für vorzeitiges Altern, die Ursachen der Krebsentstehung sowie die Behandlung von chronischen (Alters-)Erkrankungen sind in jüngster Zeit erforscht worden. Man fand Nützliches und Vielversprechendes, aber man verirrte sich auch in Sackgassen oder produzierte nichtssagende, überflüssige Studien. Drei Dinge jedoch verdienen höchste Aufmerksamkeit. Als entscheidend wichtige Auslöser und Begleiter von vorzeitiger Alterung und körperlichem Verfall sind ganz klar identifizierbar:

- Übergewicht
- oxidativer Streß
- die zunehmende Einschränkung der Verdauungsleistung um das 55. Lebensjahr

In diesem Buch zeige ich Ihnen, wie Sie mit relativ geringem Aufwand diese Stolpersteine auf dem Weg zu einem langen gesunden und vitalen Leben aus dem Weg räumen können. Sie bekommen zudem goldene Regeln an die Hand, um Ihr ganz individuelles Potential an Lebensjahren voll auszuschöpfen und dabei körperlich und geistig fit zu bleiben.

Verinnerlichen Sie nicht die Vorstellung, daß hohes Alter stets mit grausamem Verfall gleichzusetzen ist. Aktivieren Sie statt dessen Ihren Lebenswillen, Ihre Selbstheilungskraft und Ihren Sinn für das Gesunde und Bekömmliche – und beherzigen Sie ein paar wichtige Gesundheitstips. Ein hohes Alter ist nicht schicksalhaft mit zunehmender geistiger Verwirrung und körperlicher Gebrechlichkeit verbunden.

Sie selbst können Ihre Lebensqualität erhöhen. Zögern Sie nicht länger, dieses überlebenswichtige Thema in Angriff zu nehmen und Ihrem Wohlbefinden höchste Priorität einzuräumen. Jeder Tag ist kostbar. Die biologische Uhr eines jeden Menschen tickt laut und deutlich. Lassen Sie Ihre nicht schneller als nötig laufen.

Das Gegenprogramm zu Krankheit und vorzeitigem Altern heißt *Forever Young*. Entdecken Sie den Jungbrunnen in Ihren eigenen Zellen, und schöpfen Sie aus ihrer Kraft. In diesem Buch finden Sie sowohl die theoretischen Grundlagen als auch praktische Hinweise, um dem Alter ein Schnippchen zu schlagen. Falls Sie beim Umsetzen des Programms hin und wieder einen (kleinen) Durchhänger verspüren oder Widerstände entwickeln, empfehle ich Ihnen, sich einen Moment Pause zu gönnen, sich zu entspannen und darüber zu meditieren, ob nicht eine Art Fatalismus oder negatives Denken Sie daran hindert, daran zu glauben, daß Alter und Vitalität sehr wohl miteinander vereinbar sind. Motivieren Sie sich, Ihr Ziel zu erreichen: alt werden und dabei das Leben genießen.

Eine kleine, aber äußerst wichtige Vorübung sollten Sie jetzt sofort machen. Sie bezweckt nichts anderes als eine Art grundlegender geistiger Immunisierung gegen negative Programmierungen in puncto Alter und Lebenserwartung.

Nehmen Sie sich ein Blatt Papier, und notieren Sie darauf Ihr gegenwärtiges Alter. Danach rechnen Sie dieses auf volle 120 Jahre hoch. Haben Sie's? In welchem Jahr werden Sie Ihren 120. Geburtstag feiern?

Konzentrieren Sie sich nun auf dieses noch so fern liegende Datum. Hüllen Sie sich in diese Vorstellung eines langen Lebens ein. Behalten Sie diese Jahreszahl im Gedächtnis, und rufen Sie sich die Zahl bei allen möglichen Gelegenheiten ins Bewußtsein. Diese magische Jahreszahl ist Ihr persönliches Mantra für ein langes Leben.

Menschen um die Fünfzig hätten heute noch mindestens siebzig Lebensjahre vor sich. Welche Jahreszahl sollte sich also diese Altersgruppe als ihren persönlichen Glücks-Code für maximale Langlebigkeit einprägen? Mein Vorschlag: das Jahr 2070!

Sicher kennen Sie auch das Märchen von der Fee, die einem Glückskind drei Wünsche gewährt. Wären Sie selbst dieses Glückskind und könnten wählen, würde nicht ein langes, gesundes Leben auf Ihrer Wunschliste stehen? Vielleicht sogar an erster Stelle?

Im Fall von Gesundheit und Langlebigkeit können Sie Ihr Glück jedoch auch in die eigene Hand nehmen. Es steht Ihnen frei, sofort etwas für Ihr Wohlbefinden zu tun. Machen Sie deshalb mit bei meinem einfachen, aber äußerst wirkungsvollen Gesundheitsprogramm. Bleiben Sie fit und *Forever Young*.

# Die biologische Uhr – Was Sie darüber wissen müssen

## Von der Säftelehre zum Rattenversuch

Der griechische Arzt und Begründer der wissenschaftlichen Heilkunde *Hippokrates* (460 – 375 v. Chr.) ließ das Alter um die Mitte Fünfzig beginnen. Eine gesunde Lebensführung gründet sich nach seiner Überzeugung auf folgende sechs Säulen:

1. Licht und Luft
2. Essen und Trinken
3. Arbeit und Ruhe
4. Schlafen und Wachen
5. Ausscheidungen und Absonderungen
6. Leidenschaften

Erst wenn alle sechs Faktoren in perfekter Harmonie schwingen, ist das Fließgleichgewicht (Homöostase) gegeben, das eine eiserne Gesundheit und ein langes Leben ausmacht. Die Ursache vieler Krankheiten sah Hippokrates in einer fehlerhaften Mischung der Körpersäfte. In der heutigen Zeit sind es besonders falsche Eß- und Trinkgewohnheiten, die die meisten von uns krank werden lassen und die unser Leben drastisch verkürzen. Beim Essen und Trinken haben wir scheinbar jedes Maß verloren. Viele belasten ihren Körper jeden Tag mit zuviel Unbekömmlichem. Magen und Darm haben mehr zu verdauen, als ihnen guttut.

Nach Hippokrates war *Galen* (129 – 199) der wohl berühmteste Arzt der Antike. Er stellte die alte Säftelehre in den Mittelpunkt seiner neuen medizinischen Betrachtungsweise. Danach stehen die Säfte in Wechselbeziehung zur inneren Wärme. Der Körper ist nach diesem Modell als eine Art reichverzweigtes Brunnensystem mit kommunizierenden Röhren vorstellbar, die allesamt an einen Brenner angeschlossen sind. Die Wärme erlischt immer dann, wenn der Körper seine Feuchtigkeit verliert und somit die Säfte verdunsten.

Erst gut 1750 Jahre später wird die moderne Biologie, natürlich auf weit höherem Niveau, mit der Theorie des Fließgleichgewichtes diesen Erklärungsansatz Galens erneut ins Spiel bringen.

Im 16. Jahrhundert belebte *Paracelsus* (1493 – 1541), der seiner Zeit in vielen heilkundlichen Einsichten weit voraus war, die wissenschaftliche Debatte. Er gilt heute als der Begründer der pharmazeutischen Chemie. Nach seiner Vorstellung ist der Mensch ein überaus kompliziertes Sammelsurium an chemischen Verbindungen, das sich unweigerlich in Richtung einer sogenannten Selbstvergiftung (Autointoxikation) bewegt. Diesen Vorgang setzt Paracelsus dem Altern gleich.

Das Zeitalter des Rationalismus gipfelt im dem Satz des französischen Philosophen und Mathematikers *Descartes* (1596 – 1650): *Cogito ergo sum* (»Ich denke, also bin ich«). Das sich aus dieser Geisteshaltung entwickelnde rein mechanistische Weltbild, das unsere westliche Kultur bis heute beeinflußt, sah im Menschen nichts anderes als eine – wenn auch unendlich komplizierte und damit äußerst störanfällige – Maschine.

Später formulierten in Deutschland die sogenannten Vitalisten, allen voran der Arzt *Christoph Wilhelm Hufeland* (1762 – 1836), die Idee vom Menschen als einer Art Reservoir an geballter Lebensenergie. Bei der Geburt sei diese Energie in ausreichender Menge vorhanden und nehme im Laufe der Lebensjahre immer mehr ab.

Machen wir nun einen großen Sprung in die Moderne und zitieren wir den Wissenschaftler *Cazalis:* »Der Mensch ist so alt wie seine (Blut-)Gefäße.« Damit nähern wir uns mit Riesenschritten unserer Fragestellung. Cazalis konfrontierte sein Fachpublikum und die breite Öffentlichkeit mit einer bedeutsamen Erkenntnis. Er prangerte zum ersten Mal in der Geschichte der neueren Medizin die Arteriosklerose, das heißt die Verkalkung der Schlagadern, als Ursache für vorzeitige Alterungsprozesse an. Sie sei der eigentliche Motor, der das Altern vorantreibe. Damit sprach Cazalis eine Wahrheit aus, die allerdings nur einen Teilaspekt eines größeren Erklärungszusammenhangs darstellt.

Unterstützung fand Cazalis' Theorie durch die aufsehenerregenden Rattenversuche von C. M. McCay. Der Wissenschaftler fand heraus, daß von zwei Rattenpopulationen diejenige doppelt so lange lebt, die eine streng kalorienreduzierte Diät bekommt. Die anderen Versuchsratten, die im Speck leben durften und sich überfressen konnten, zeigten hingegen recht bald deutliche Zeichen einer allgemeinen Arterienverkalkung und starben in der Regel früher als ihre schlanken Artgenossen, die mit einer kargen Kost auskommen mußten.

Aber all diese Theorien von der Säftelehre bis zur Interpretation der Ergebnisse von Rattenversuchen haben heute eigentlich nur noch in Lehrbüchern zur Medizingeschichte ihren Platz. Die wahren Hintergründe und Vorgänge von Alterungsprozessen, Krankheitsentstehung und kürzerer Lebenserwartung vermögen sie nicht einmal annäherungsweise aufzuklären.

Wie wir noch genauer sehen werden, liegt der Schlüssel für Gesundheit und ein langes Leben auf der körperlichen Ebene in einem optimalen Zellstoffwechsel. Auf verblüffend einfache Weise läßt sich dieser Stoffwechsel wirkungsvoll ankurbeln.

## Warnsignale des Alterns

»Wen die Götter lieben, den holen sie jung« oder salopper: »*Live fast, love hard, die young.*« Ein schnelles, genußvolles kurzes Leben – wer kennt das nicht als Motto einer hedonistischen Weltanschauung, die immerwährenden Spaß und Lustgewinn über jegliche Form von Bedächtigkeit, Achtsamkeit und ein Leben des goldenen Mittelwegs stellt? Die Realität sieht jedoch ganz anders aus. Die wenigsten trauen sich, ein schnelles, lustbetontes Leben wirklich aus vollen Zügen zu genießen. Die meisten packt dann doch irgendwann die Reue. Und nur wenige andere leben bewußt in echter Harmonie und Ruhe ganz nach ihrem inneren Rhythmus. Jugend, Reife und Alter – die meisten Menschen lassen ihr Leben mehr oder weniger an sich vorüberziehen, ohne ihre Möglichkeiten bewußt auszukosten.

Manche überkommt das Alter völlig überraschend. Quasi über Nacht wird ihnen schlagartig bewußt, daß die schöne Jugendzeit vorbei ist. Doch generell tritt das Alter, dieser »Zustand zwischen Krankheit und Gesundheit« (Galen) für die Mehrheit ganz behutsam und schleichend ein. Dadurch erscheinen die Alterungsschritte auch weniger bedrohlich. Sie werden vielmehr als ein normaler Vorgang, der jeden trifft und mit dem man sich nun einmal abfinden muß, erlebt.

Viele Vorboten gehen dem eigentlichen Altern zum Teil weit voraus. Diese Vorboten sollten Ihnen als Warnsignale dienen. Vergessen Sie nicht: Sie selbst können Alterungsprozessen entgegensteuern.

### *Warnsignal »Starrsinn und geistige Unbeweglichkeit«*

Zu einem jungen und junggebliebenen Menschen gehört in jedem Fall die Fähigkeit, sich rasch wechselnden Bedingungen und Moden anzupassen. Er verfügt über eine große geistige Flexibilität, eine rasche Auffassungsgabe und eine sich ständig erneuernde geistige Frische.

Mal ehrlich: Wer von Ihnen kennt nicht auch das Gefühl einer Abwehr gegen das Neue? Diese Abwehr kann von leichtem innerem Widerstand bis hin zu blankem Haß gegen das Ungewohnte und/oder Fremde, Andersartige gehen.

Oder stehen Sie tatsächlich generell allem Neuen aufgeschlossen gegenüber?

Beispiele für jugendliche Moden und die damit verbundene Ablehnung durch Ältere sind gepiercte Augenbrauen, Nasenflügel oder Zungen, der Punk-Look mit dem grünen Haarschopf im Irokesenschnitt oder die Ratte auf der Schulter, aufreizende Tattoos oder die Love-Parade, bei der Tausende von schrillen Typen zu Techno-Musik »abfeiern« und sich einen Spaß daraus machen, einmal ihre unkonventionelle Seite zur Schau zu stellen. All diese manchmal recht provokanten Auftritte der Jugendlichen sind zum Teil harte Prüfungen für (oder gegen) einen beginnenden Altersstarrsinn ihrer reiferen Mitmenschen.

Toleranz oder geistige Unbeweglichkeit? – Das ist hier die Wahl, die Sie für sich selbst zu treffen haben. An diesen »Sollbruchstellen« ist für Sie relativ leicht auszumachen, ob Sie noch die Fähigkeit besitzen, sich auf Neues und Ungewohntes einzulassen, Verständnis aufzubringen und Ihr Denken wie auch Ihr Herz zunächst einmal tolerant dem Andersartigen zu öffnen und erst dann ein nüchternes Urteil zu fällen.

Die Diagnose »beginnendes Altern« liegt nahe, wenn die Aufnahmebereitschaft und Flexibilität des Geistes immer mehr nachläßt. Das ist meist der erste Schritt in die Senilität. Hinzu kommt, daß die geistige Unbeweglichkeit geradezu zwangsläufig eine körperliche Unbeweglichkeit nach sich zieht. Der Mensch wird somit durch und durch starrer, eben gebrechlicher!

Die Beschwörung der guten alten Zeit gab es schon immer. Die Moden wechseln, aber die ablehnende Haltung der älteren Generation gegenüber dem schockierend Ungewohnten, das die Jungen präsentieren, bleibt. Wir erinnern uns: Erst war's der Tango, dann der Rock 'n' Roll, erst waren es die Hippies und Gammler, und nun sind es die Skins und Punks, die für Empörung sorgen. Vom Auf und Ab der Rock- oder Haarlänge ganz zu schweigen.

»In meiner Jugend gab es so etwas nicht« – ein klassischer Ausspruch eines Menschen, der sich weigert, jung zu bleiben und die geistige Anstrengung auf sich zu nehmen, wach zu sein und sich veränderten Bedingungen anzupassen. Nichts bleibt so, wie es war. Warum also auf neue Strömungen von vornherein mit Ablehnung und Unverständnis reagieren? Jungsein und Jungbleiben ist stets verbunden mit einer Portion gesunder Neugier und der Bereitschaft, neue Wege auszuprobieren und auch gegen alte Zöpfe aufzubegehren oder sie zumindest in Frage zu stellen.

Jugendliche wollen und müssen die eigenen Grenzen ausloten, manches ablehnen und eigene Lebensentwürfe erproben. Die reiferen Erwachsenen sollten hier tolerant bleiben, denn auch die Jungen wollen an Lebenserfahrung gewinnen, und das schaffen sie nur über die (offene) Ablehnung, die in der Synthese schließlich zu etwas Neuem und Eigenem führt.

Alte Menschen werden in der Ablehnung von Neuerungen und unkonventionellem Verhalten allzu leicht zu Sklaven ihrer längst nicht mehr reflektierten Positionen und Standpunkte. Sie sträuben sich dann vehement gegen alles Neue und Moderne.

Doch gerade im Bewahren des Status quo, im stark Konservativen oder gar Reaktionären liegt ein Großteil der Ursachen für frühes Altern.

Das Fazit lautet: Die beste und wichtigste Altersprophylaxe ist ein wacher Geist, der an der Außenwelt Interesse zeigt und mit der Zeit geht. Flexibilität im Denken und Handeln erhält jugendliche Frische und Spannkraft – ein (langes) Leben lang.

## *Warnsignal »Körperliche Unbeweglichkeit«*

Aufgrund einer langsam nachlassenden körperlichen Beweglichkeit, gepaart mit zunehmender geistiger Erstarrung, wird der Organismus träge. Die Muskulatur, die Bänder und Sehnen erschlaffen, ja, der gesamte Halteapparat gibt nach. Die Leistungsfähigkeit insgesamt läßt mehr und mehr zu wünschen übrig. Rasche Ermüdbarkeit ist das Hauptsymptom bei der körperlichen Form von Unbeweglichkeit im Alter.

Höhere und vielseitigere Aktivitäten, wie sie in der Jugend vorherrschen, verstärken das Auftreten von sogenannten Endorphinen im Blut. Endorphine sind die körpereigenen Wohlfühlhormone. Sie halten die allgemeine Stimmungslage auf der fröhlichen, oft sogar euphorischen Seite. Um wirksam werden zu können, müssen die Endorphine jedoch ständig durch energische körperliche Betätigung erneuert und aufgefrischt werden. Bereits nach einer Woche Schongang oder Faulenzen fällt ihre Zahl dramatisch ab. Der Endorphinspiegel ist also ein guter Indikator für die Lebensführung.

Im Alter sieht es bei den meisten hinsichtlich des Endorphinspiegels recht düster aus. Die nachlassende körperliche Spannkraft verführt viele dazu, sich nur noch auf Sparflamme zu bewegen, sich nicht mehr körperlich zu fordern und immer bewegungsfauler zu werden. Nur noch zu schleichen und jegliche Form von Anstrengung zu vermeiden ist eine Einstellung, die ganz fatale Konsequenzen hat und in einen Teufelskreis führt.

### *Warnsignal »Einrosten und Fettpolster«*

»Wer rastet, der rostet« – diese alte Volksweisheit hat einen wahren Kern. Unsere Gewebe sind auf Arbeit und nicht auf Schonung angelegt. Nur wenn sie beansprucht werden, bleiben sie in Schwung und damit gesund. Aktivität bremst den körperlichen Abbau. Gerade im Alter ist es deshalb wichtig, im Training zu bleiben. Wenn die Bewegungsabläufe und -reize geringer und schwächer werden, können die natürlichen Rückbildungsvorgänge des Alterns zu stark ausfallen. Dann kommt es dazu, daß die Funktionsgewebe wie Muskulatur, Blutgefäße, Lunge, Nieren usw. stark an Masse verlieren und durch minderwertiges Narben- und Stützgewebe (Fibrosierung, Sklerosierung) ersetzt werden.

Ähnliches geschieht auch nach einer Entzündung. Viele sprechen deshalb vom Alter als einer »Sonderform einer allgemeinen Entzündung«.

Halten wir fest: Es kommt gerade bei den lebenswichtigen Funktionsgeweben zu einer deutlichen Abnahme bei gleichzeitiger (kompensatorischer) Vermehrung des Bindegewebes. Gleichzeitig stellt sich auch eine deutliche Funktionsminderung ein, die als Abnahme an Lebenskraft empfunden wird. Am schärfsten zeigt sich dieser Vorgang an einer deutlichen Schwächung der Muskelmasse, wobei gleichzeitig die Fettpolster überproportional anwachsen. Spürbar wird das beispielsweise bei einem kleinen Spurt, um die Straßenbahn oder den Bus noch zu erreichen. Schon ein kurzer, schneller Lauf bringt den »eingerosteten« Menschen vollkommen aus der Puste.

## *Warnsignal »Schwindendes Durstgefühl«*

Im Alter schwindet mehr und mehr das Durstgefühl. Alte Menschen trinken deshalb weniger. Die fehlende Flüssigkeitszufuhr macht sich jedoch am zentralen Nervensystem, vor allem im Gehirn, auf fatale Weise bemerkbar. Die Betroffenen sind anfangs schleichend und (fast) unmerklich, allmählich aber immer stärker unkonzentriert, vergeßlich, leicht reizbar und oft erschöpft. Sie sind häufig schläfrig und geistig nicht mehr so wach und ansprechbar. Die Fähigkeit, Hintersinniges, Ironisches sowie versteckte Bedeutungen und feine Zwischentöne wahrzunehmen, geht verloren. Die Raster der Wahrnehmung werden insgesamt immer gröber. Die individuelle Vielfalt von Ausdruck und Innenleben weicht zunehmend einer Uniformität im Denken, Fühlen und Handeln. Beziehungen und langjährige Freundschaften leiden darunter oder gehen in die Brüche. Diese Unterversorgung mit Flüssigkeit – und nicht, wie vielfach angenommen, die Verkalkung der Hirnarterien – ist der Hauptgrund für die im Alter am häufigsten auftretenden zentralnervösen Erscheinungen und Auffälligkeiten.

Wenn weniger Flüssigkeit aufgenommen wird, versucht der Körper verzweifelt, das Defizit auszugleichen. Da Natrium von allen

Elektrolyten am meisten über die Fähigkeit, Wasser in genügend hohem Maß zu binden, verfügt, hält die Niere dieses mehr zurück. Dafür scheidet sie verstärkt lebenswichtiges Kalium aus. Dieser Vorgang führt zu Herzrhythmusstörungen. Eine Spirale der Destruktivität, die sich immer bedrohlicher nach unten dreht, kommt so in Gang. Am Ende der fatalen Entwicklung steht der Bluthochdruck.

### *Warnsignal »Verdauungsschwäche«*

Etwa um Mitte Fünfzig nimmt die Verdauungsleistung des Magen-Darm-Traktes deutlich ab. In der Folge davon kommt es zu einer erheblichen Unterversorgung des Organismus hinsichtlich der (über-) lebenswichtigen Proteine beziehungsweise Aminosäuren. Die Fähigkeit zur Regeneration und laufenden Reparatur wichtiger körpereigener Funktionsgewebe nimmt ernsten Schaden. Anstelle eines kontinuierlichen Aufbau- und Erneuerungsprozesses überwiegt nun das Abbauen von Geweben. Der Körper kommt in eine immer stärkere Schieflage, die von Katabolie statt Anabolismus, von Involution statt Evolution geprägt ist.

Die Abnahme der Verdauungsleistung ist seit Beginn der Menschheit ein fester Bestandteil von Alterungsprozessen. Doch sind einmal die Fallstricke auf dem Weg zu einem langen, gesunden Leben ausgemacht, fällt es leichter, ihnen auszuweichen und Hilfe zu holen. Mit den Ratschlägen und Informationen dieses Buches ist auch diese Hürde zu nehmen. Mehr darüber erfahren Sie ab Seite 65.

### *Tod im Gehirn*

Durch mangelnde Flüssigkeitsaufnahme und abnehmende Beweglichkeit werden in einer speziellen vorderen Gehirnwindung, in der alle Bewegungsmuster gespeichert sind (Gyrus praecentralis), unzählig viele Neuronen »gelöscht«. In diesem Fall beginnt das langsame Sterben eines Menschen quasi in der Schaltzentrale Gehirn. Das Löschen bestimmter Möglichkeiten und Fähigkeiten führt dann dazu, daß die sogenannte Psychomotorik abnimmt. Folge sind zunehmende Störungen der Bewegungskoordination und der Fähigkeit zur Bewegung im Raum. Das ist nicht zuletzt der Grund dafür, daß viele alte Leute immer unsicherer auf den Beinen werden und häufig stürzen.

# Jungbrunnen Schlankheit

## Muskeln brauchen Bewegung

Haben Sie schon einmal einen fettleibigen Achtzig-, Neunzig- oder Hundertjährigen gesehen? Oder glauben Sie, daß irgendwann einmal Übergewicht und Fettsucht doch noch mit Langlebigkeit und Gesundheit vereinbar sind? Zweimal lautet die Antwort kategorisch: nein!

Um es in ein Bild aus der antiken griechischen Mythologie zu kleiden: Zwischen Scylla – dem Übergewicht – und Charybdis – der Fettsucht –, den beiden Ungeheuern, die den schmalen Pfad zu einem langen Leben in Gesundheit bewachen, führt Ihr Weg hindurch. Es gibt für Sie weder Abkürzungen noch Schleichpfade, um Ihr Ziel, ein langes, gesundes und vitales Leben, zu erreichen. Ein hohes Alter erlangen Sie, wenn Sie schlank sind oder wenn Sie schlank werden und schlank bleiben. Warum das so ist, läßt sich plausibel erklären. Zu diesem Zweck ist es hilfreich, einen Blick auf die Anfänge der Menschheitsgeschichte zu werfen.

Vor etwa 3,5 Millionen Jahren zog eine Frau mit ihrer Horde von Frühmenschen durch die Savannen Äthiopiens, unter anderem durch das Gebiet der heutige Wüste Afar. Dort fanden Wissenschaftler ihre Überreste und gaben der Urfrau den Namen Lucy. Das »biologische Design«, das die Evolution damals für Lucy und ihre Gruppe entwickelt hatte, ist bis heute gültig und führt bei Nichtbeachtung zu teilweise schwersten gesundheitlichen Belastungen, zu Krankheit und frühem Tod.

In den Zeiten, als es noch keine Supermärkte, Feinschmeckerrestaurants und Grillpartys gab, mußten die frühen Menschen große Strecken zurücklegen und große körperliche Anstrengungen unternehmen, um an genügend Nahrung zu gelangen. Die Motoren dieser fast pausenlosen Jagd auf Eßbares waren die Muskeln. In ihnen befinden sich unzählige kleine Kraftwerke, die sogenannten Insulinrezeptoren. Auf der Oberfläche einer jeden Muskelzelle pressen sie die aus dem Kohlenhydratabbau entstehende Glukose (Zucker) in die Zelle hinein und bei Bedarf wieder ins Blut hinaus.

Wenn der einzelne Muskel der Motor ist, dann bedeutet Zucker für den menschlichen Körper Kraft(-stoff). Durch das Zusammenspiel von Insulinrezeptoren und Zuckerdepots in den Muskeln wird Bewegung, ja überhaupt menschliches Leben erst möglich. Dieser Mechanismus bedarf eines ständigen, nachhaltigen Trainings (im wahrsten Sinne des Wortes), um nicht einzurosten und zu verkümmern. Konkret heißt das, entweder täglich körperlich schwer zu arbeiten (wie es für Lucy selbstverständlich und bei uns bis vor rund hundert Jahren durchaus noch gang und gäbe war) oder sich in der Freizeit kräftig zu bewegen und sportlich zu betätigen, so daß der Schweiß fließt. Geht diese Grundvoraussetzung für einen effizienten Energiehaushalt verloren, das heißt, bewegt sich der Mensch weniger oder gar nicht, werden die Rezeptoren in Zahl und Funktion drastisch reduziert. Folge ist, daß sich der Insulinspiegel erhöht, was der Gesundheit schadet. Doch darüber später mehr.

Die Muskeln sind demnach nicht nur fürs Spielen im Fitneßstudio, Posieren am Strand oder zum Bierholen geschaffen, sondern sie steuern nach einem seit Urzeiten erprobten Muster die Versorgung der »Maschine Körper« mit Kraftstoff, das heißt Zucker, und machen somit menschliche Bewegung und letztlich jede menschliche körperliche Leistung erst möglich. Ohne ausreichendes Funktionieren dieses Mechanismus drohen gravierende Stoffwechselentgleisungen und Energiedefizite.

Die beiden eingespielten Funktionssysteme gehören also heute wie schon zu Lucys Zeiten untrennbar zusammen: die Muskeln und die darin gespeicherte Energie in Form von Zucker (Glukose). Damit die beiden Systeme lebenslang optimal funktionieren, müssen die Muskeln möglichst täglich kräftig bewegt werden. Nur dadurch werden die Zuckerspeicher wirklich entleert. Bewegung trainiert die Rezeptoren. Ohne Bewegung altert dieses System und setzt Fett an. Es kann dann nicht mehr genügend Glukose in die Muskelzellen hineingepumpt werden. Die bösen Folgen: Erst steigt der Blutzuckerspiegel, dann der Insulinspiegel. Damit ist der Anfang vom Ende eingeläutet. Es entwickeln sich Übergewicht und das gefürchtete metabolische Syndrom (erhöhter Cholesterinspiegel im Blut, Arterienverkalkung, Bluthochdruck, Zuckerkrankheit). Wer jedoch alt werden und mit Hilfe des *Forever-Young*-Programms den Grundstein für ein hohes Lebensalter voller Vitalität legen will, darf dem metabolischen Syndrom keine Chance geben.

Bleiben Sie also wachsam, halten Sie Ihre Muskeln geschmeidig, bleiben Sie schlank, und halten Sie Ihr Gewicht lebenslang auf dem untersten Niveau des Body-Mass-Index (BMI, siehe die Tabelle auf Seite 87). Praktische Tips dazu finden Sie ab Seite 94.

## Das Fett – ein sicheres Polster?

Die frühen Menschen kannten, wie die meisten Tiere, auch heute noch, lange und harte Zeiten der Not, der Nahrungsknappheit und des Hungers. Dem gegenüber standen Zeiten der Nahrungsfülle, die meist kürzer als die Zeiten des Darbens ausfielen. Natürlich mußten die raren Phasen des Überflusses genutzt werden, und so versuchte jeder, sich in den fetten Zeiten vorsorglich so viel wie möglich einzuverleiben und sich auf diese Weise genügend Speckpolster für die schlechten Tage zuzulegen.

Um noch einmal das Beispiel der Maschine heranzuziehen: Der Mensch besitzt zwei Treibstofftanks:

- die Zuckerspeicher (vornehmlich in der Muskulatur, die über die Insulinrezeptoren aktiviert werden) und

- die Fettspeicher, wobei man zwischen einem Akutspeicher (mit einer Halbwertzeit von etwa 30 Tagen) und einem Dauerspeicher (Überlebensreserve für die Zeiten der schwersten Not mit einer Halbwertzeit von 350 Tagen) unterscheidet.

Der Zuckerspeicher und der Fettspeicher werden von zwei ganz unterschiedlichen Enzymen gesteuert und unterliegen dem sogenannten Randle-Mechanismus. Darunter ist ein Glukose-Fettsäure-Zyklus, das heißt die gegenseitige Beeinflussung des Stoffwechsels der freien Fettsäuren und der Glukose, zu verstehen.

Der Zustand nach *Randle I* herrscht vor, wenn

- permanent zu kohlenhydratreiche Nahrung (Kohlenhydratmast) gegessen

und/oder

- zu viele süße Zwischenmahlzeiten genascht und zu viele Softdrinks konsumiert werden.

Bei diesem Ernährungsverhalten wird der Abbau der Fettdepots durch eine von den Enzymen ausgehende Blockierung gehemmt, und es werden – für die meisten schockierend – alle zusätzlich aufgenommenen Kohlenhydrate geradewegs in Fett umgewandelt und im Körper gespeichert.

*Randle II* bezeichnet den Fall, daß besonders fett gegessen wird. Durch die fettreiche Kost wird das für die Verwertung der Kohlenhydrate verantwortliche Enzym gehemmt. Es kommt zur vermehrten Verbrennung von Fett oder bei überhöhter Kalorienaufnahme zur Einlagerung von Fett und schließlich zur Fettsucht (Adipositas).

Da der Weg zur Langlebigkeit generell über einen schlanken Körper führt, ist es für Sie wichtig, die Vorgänge des Zu- und Abnehmens zu verstehen. Wenn Sie die zuerst vielleicht kompliziert erscheinenden, jedoch recht einfach zu begreifenden Mechanismen durchschauen, wird es Ihnen mit unserem Programm noch leichter fallen, auf gesunde Weise das für Sie optimale Gewicht zu erreichen und dann auch zu halten. Um unseren Körper, seine Reaktionsmuster und Bedürfnisse besser kennen- und verstehen zu lernen, ist es nützlich, sich bestimmte entwicklungsgeschichtlich geprägte Mechanismen vor Augen zu führen.

## Die Kampf-Flucht-Reaktion und wie wir heute damit umgehen

Zwar birgt ein falscher Umgang mit Zucker und Fett größte Gesundheitsrisiken in sich, aber ohne diese beiden Hauptenergielieferanten hätten wir uns als Menschheit nicht entwickeln können. Zucker und Fett erzeugen nämlich auch eine Art Turboeffekt, der für das Überleben entscheidend wichtig ist.

Blicken wir wieder zurück: Wurde Ahnfrau Lucy beim Sammeln von Nahrung von einem Feind bedroht oder wurde sie zum Beispiel von einem Raubtier überrascht, so liefen zwei Dinge blitzschnell im Körper ab:

- heftiger Schreck und
- eine gewaltige Streßreaktion.

Der Schreck, der Lucy in die Glieder fährt, führt zur massiven Ausschüttung von Streßhormonen (Adrenalin und Cortisol). Blitzschnell öffnen die Streßhormone, in der Hauptsache die Zuckerdepots des Körpers, ihre Schleusen. Auf die Fettdepots wird jetzt weniger zurückgegriffen. Durch den Zuckerschub bekommt Lucy für ihren Körpermotor genügend Kraftstoff, um durchzustarten und um ihr Leben zu rennen – oder um sich mit großer Kraft mutig zur Wehr zu setzen, wenn sich ihr kein Fluchtweg bietet.

Diese Streßreaktion, die auf Kampf oder Flucht zielt, funktioniert auch heute noch. Zum Beispiel am Arbeitsplatz, wenn Ihr Chef Sie telefonisch herbeizitiert und wegen eines Fehlers zur Rede stellen will. Noch bevor Sie den Telefonhörer eingehängt haben, ist

Ihr Adrenalinspiegel dramatisch gestiegen. Kampf oder Flucht? Doch in diesem Fall wird das uralte Rettungsprogramm nicht in körperliche Aktivität umgesetzt. Weder verlassen Sie fluchtartig das Bürogebäude, so gern Sie das womöglich tun würden, noch greifen Sie Ihren Chef tätlich an, um seinen Drohungen ein Ende zu bereiten. Man tut so etwas heutzutage eben nicht (mehr). Da wir es in solchen Situationen mit der ganz anderen Ebene der verbalen Auseinandersetzung zu tun haben, sind »rohe Gewalt« und körperlicher Krafteinsatz vollkommen fehl am Platz. Überhaupt kommen moderne Menschen nur noch ausnahmsweise in die Situation, einer lebensbedrohlichen *physischen* Attacke ausweichen zu müssen. Das »Kampf-Flucht-Szenario« hat seinen ursprünglichen Sinn weitgehend verloren. Es kann in den wenigsten Fällen konkret durchgespielt werden und damit zu einer Lösung auf der Ebene des Stoffwechsels kommen. Dieser Umstand schadet der Gesundheit. Denn nun bleiben wir auf unserem Adrenalin und dem »Treibstoff« Zucker sitzen.

Und noch ein anderer Aspekt aus der Entwicklungsgeschichte des Menschen ist für unser Thema von Interesse: die Qualität der Nahrung.

Vor 3,5 Millionen Jahren war die tägliche Nahrung des Menschen alles andere als üppig. Sie bestand in der Hauptsache aus Wurzeln, Beeren, Früchten, Samen und machte kaum satt. So mußte viel Zeit für die Suche nach Eßbarem aufgewendet werden.

Für viele heutige Zeitgenossen war es ein gewaltiger Schock, als sich herausstellte, daß die frühen Menschen nur überleben konnten, als sie dazu übergingen, Beutereste von Raubtieren zu verwerten. Unsere Urahnen waren demnach auch Aasfresser! Doch dieses Verhalten sollte sich als Grundlage für den größten Entwicklungssprung in der Geschichte der Menschheit erweisen: für den Sprung vom primitiven, sich gebückt vorwärtsbewegenden Vormenschen zum aufrecht gehenden Jäger und Sammler – und damit zu einem Menschen, der sich fortan nicht nur mit reiner Überlebenssicherung beschäftigte. Nachdem der Bauch satt war, fanden die Jäger und

Sammler genug Muße, um sich schöpferisch zu betätigen. Eindrucksvolle Höhlenmalereien geben Zeugnis von dieser Kulturleistung.

Eine entscheidende Voraussetzung für diesen Entwicklungssprung war der Einsatz von Werkzeugen. Vielleicht war es am Anfang nur ein grober Stein oder ein derber Holzknüppel. Damit bewaffnet, schlichen sich die Frühmenschen aus dem Dunkel ihres Verstecks zu den mageren Überresten eines Raubtiermahles. Irgendwann entdeckten sie, daß sie mit ihren »Waffen« die übriggebliebenen Knochen des Beutetieres spalten konnten. Die großen Röhrenknochen splitterten und zerbarsten. Die Beckenschaufeln gaben ihr Kostbarstes her: das Knochenmark, bis zu zwei Kilogramm schwer. Wertvollste Eiweißsubstanz kam so in den Magen der Urmenschen. Das war der Beginn einer Versorgung mit Nahrung höchster Nährstoffdichte. Mit dem Knochenmark hatten die Urmenschen etwas entdeckt, was die Menschheit bis heute am dringendsten braucht und am Leben erhält: hochwertige Proteine.

Dank dieser »Kraftnahrung« kam es zu einer enormen Größenzunahme des Gehirns (Neocortex). Instinkte wichen zusehends wohlüberlegten und koordinierten Handlungen. Das Geschick im Umgang mit der Natur sowie mit den Mitgliedern der eigenen Horde und fremder Sippen nahm zu. Die Jäger und Sammler nutzten und verbesserten ihre neuerworbenen Fähigkeiten und Talente. Die Menschen wurden allmählich seßhafter; sie domestizierten Tiere, kultivierten Land und stellten neue Werkzeuge her.

Dieser kurze Ausflug in die frühe Menschheitsgeschichte mag fürs erste genügen, um Ihnen Grundlagenwissen zu elementaren körperlichen Funktionen und Mechanismen zu vermitteln. Wenden wir uns nun wieder direkt dem Stolperstein »Übergewicht« zu, der unserem Ziel, ein langes Leben in Gesundheit zu genießen, im Weg liegt. Welche Umstände führen unweigerlich in die Fettsucht? Oder anders gefragt: Welche Mißtöne gibt es im Konzert der großen Stoffwechselvorgänge, und was können wir dagegen unternehmen?

## Die Einbahnstraße in die Fettsucht: der zu hohe Insulinspiegel

Fangen wir mit dem Nächstliegenden an. Eine gemischte, ausgewogene Kost besteht aus:

- 55 Prozent Kohlenhydraten
- 30 Prozent Fett
- 15 Prozent Eiweiß

Der männliche moderne Büromensch braucht etwa 2500, der weibliche etwa 2000 Kalorien täglich, um gesund zu bleiben. Um wirklich fit zu sein, müssen beide sich jedoch noch täglich intensiv körperlich bewegen. Ich habe schon erwähnt, wie wichtig das kräftige Trainieren der Insulinrezeptoren für die Gesundheit ist.

Randle I und Randle II (der Glukose-Fettsäure-Zyklus) halten sich bei dieser Zufuhr von 2000 beziehungsweise 2500 Kalorien und genügend Bewegung die Waage. Die Einbahnstraße in die Fettsucht wird so vermieden: Diese ausgewogene Ernährung und Lebensweise führt zu

- einem langsam ansteigenden Insulinspiegel im Blut
- einem lange anhaltenden Sättigungsgefühl

Der Zucker (Glukose) wird in den Depots (Muskulatur, Leber) eingelagert. Eine Fett(neu)bildung findet nicht statt.

Ganz anders sieht es hingegen bei der modernen Unsitte des ständigen Naschens aus. Zwischendurch konsumierte Süßigkeiten wie Schokoriegel, Kuchen, Pralinen oder Süßgetränke sind eine äußerst ungesunde, ja gefährliche Kohlenhydratmast. Sie führt erst zu erhöhten Blutzuckerwerten, im weiteren Verlauf zu einem hohen Insulinspiegel.

Nun dominiert Randle I: Jedes Übermaß an Kohlenhydraten wird sofort in Fett umgewandelt. Bleibt es bei dieser falschen Ernährung, steigt der Insulinspiegel kontinuierlich an. Beim kleinsten Abfall des

Insulinspiegels kommt es sofort zu (falschen) Hungergefühlen. Der Mensch betäubt diese Hungergefühle – vorzugsweise mit Süßigkeiten. Er ißt das Falsche und nascht Kalorienbomben, obwohl er schon zuviel Speck auf den Hüften hat. Die Spirale in die Fettsucht und das lebensverkürzende Übergewicht dreht sich immer schneller und scheint unbeeinflußbar zu sein.

Bewegungsarmut trägt ihren Teil dazu bei, daß die Endstation Fettsucht in kürzester Zeit erreicht ist. Bewegungsarmut bewirkt, wie Sie inzwischen wissen, daß die Insulinrezeptoren in Zahl und Funktion deutlich abgebaut werden.

Merken wir uns also: Jeder, der dick ist, hat zuviel Insulin im Blut. Hauptursache für Fettsucht und Übergewicht – und damit für eine verkürzte Lebensspanne – ist ein zu hoher Insulinspiegel.

## Der Adipostat, die Leptine, das Ob-Gen

Das Trio Adipostat, Leptine und Ob-Gen steuert in geradezu perfekter Weise den Stoffwechsel und gibt jederzeit den aktuellen Kontostand im großen Buch der Kalorienaufnahme und des Kalorienverbrauchs an.

Der Adipostat ist eine Regelungsinstanz mit Sitz im Zwischenhirn und hat mit an Sicherheit grenzender Wahrscheinlichkeit auch für den menschlichen Stoffwechsel eine ausschlaggebende Bedeutung. Zusammen mit dem Ob-Gen (von *obesitas* = Fettleibigkeit) und den in den Fettzellen gebildeten speziellen Hormonen, den Leptinen (von *leptos* = mager, schlank), wird durch den Adipostaten ständig ein aktuelles Muster der Ernährungssituation gespeichert und abgeglichen. Dieses im Gehirn registrierte Muster stellt das Soll an Nahrungszufuhr dar.

Konkret heißt das (siehe auch die Abbildung auf Seite 32): Je mehr geschlemmt wird, desto mehr Fettzellen werden gebildet und desto höher fällt die Leptinproduktion aus. Die üppige Nahrungszufuhr entspricht einem Ist-Zustand in der Peripherie. Im Adipo-

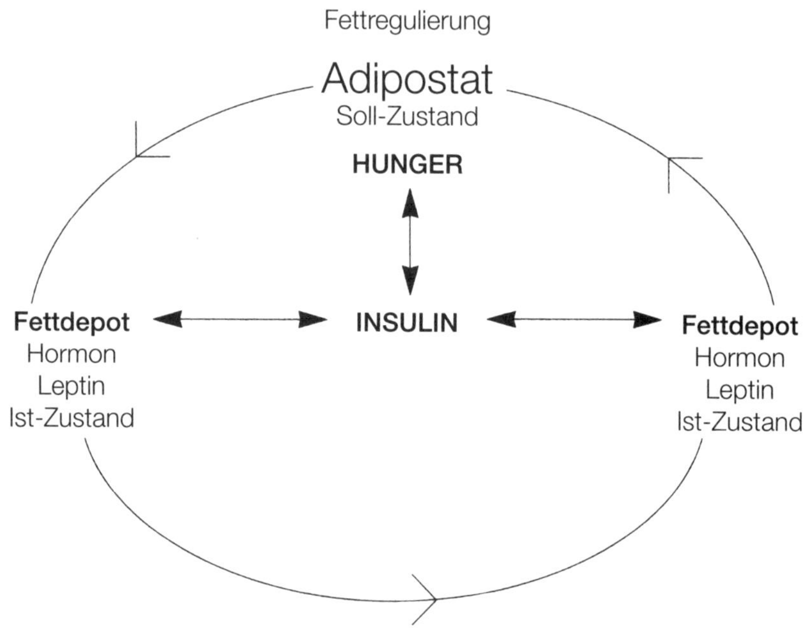


staten, der mit den Leptinen (negativ) rückgekoppelt ist, wird die augenblickliche Ernährungssituation gespeichert.

Das heißt, ißt sich ein Mensch eine immer dickere Fettschicht an, so wird dieser periphere Ist-Zustand laufend zentral als Soll eingegeben, abgeglichen und erbittert gehalten. Wird nun plötzlich weniger gegessen, weil eine Hungersnot herrscht (in unseren Breiten ein heute höchst unwahrscheinlicher Fall) oder weil eine Diät gemacht wird (inzwischen einer der häufigsten Auslöser, wenn die Diät falsch angegangen wird), so »kippt« dieser Mechanismus. Zwischen Ist und Soll klafft nun eine große Lücke. Der gesamte Organismus befindet sich plötzlich in einer äußerst mißlichen Schieflage mit unangenehmen Folgen.

Wegen der für den Organismus scheinbar bedrohlichen Differenz von Soll- und Ist-Zustand versetzt der Adipostat im Verein mit dem Insulin den Körper in einen Alarmzustand.

Sobald der Adipostat Alarm schlägt, kommt es zu:

- (Heiß-)Hungerattacken, vor allem auch auf Süßes
- Kopf- und Gliederschmerzen
- Zittern und Unwohlsein

Ähnlich wie beim plötzlichen Drogenentzug, wie beim *Cold turkey* eines Junkies, leidet der Körper entsetzlich. Der Entzug der gewohnten üppigen Nahrung hat quälende Auswirkungen. Der Hungernde wird nun so lange durch Schmerz und Gier terrorisiert, bis er sich in kürzester Zeit seinen alten Fettpanzer wieder angefressen hat. Ruhe herrscht erst, wenn das frühere (Über-)Gewicht erneut erreicht ist.

Dieser Mechanismus des Gewichthaltens wurde in den Zeiten von Ahnfrau Lucy entwickelt und tritt bis auf den heutigen Tag in Funktion. Sein Sinn besteht darin, die Menschheit vor dem Aussterben zu bewahren – trotz Hungersnöten, Seuchen und Katastrophen. Das Überleben ist also an diese Stoffwechselvorgänge gekoppelt.

Doch Sie selbst wollen nicht nur irgendwie überleben, sondern bewußt ein erfülltes, gesundes und vor allem optimal langes Leben führen. Es ist also wichtig, die bestehenden festen Regeln zu kennen und sie in ein Programm für Vitalität und Langlebigkeit nutzbringend einzubauen.

Schlanksein ist eine wichtige Voraussetzung für das Erreichen eines hohen Alters. Doch hüten Sie sich vor den gängigen Diäten, die die elementaren, im Zuge der menschlichen Evolution entwickelten Stoffwechselprozesse mißachten. Falls Sie sich für eine dieser x-beliebigen Diäten entscheiden, geraten Sie unausweichlich auf Kollisionskurs mit Ihrer Körperintelligenz, die über den Soll-Zustand an lebenserhaltender Nahrungszufuhr wacht. Ihr Scheitern ist demnach programmiert, sie werden kein einziges Pfund Übergewicht dauerhaft los. Und es kommt noch viel schlimmer, denn der Körper speichert nun sogar noch ein paar Pfunde mehr, um auf Nummer Sicher zu gehen. Diese Reaktionsweise auf Diäten wird auch als Jo-Jo-Effekt bezeichnet.

## Die Schilddrüse – das zentrale Wärmekraftwerk

Die Schilddrüse, das körpereigene Heizkraftwerk, bestimmt mit ihrem jeweiligen Wirkungsgrad den aktuellen Energiestatus. Die Verbrennung ist immer dann optimal, wenn der Körper mit qualitativ hochwertigen Proteinen (Eiweiß), genauer: Aminosäuren (einfachste Bausteine der Eiweißstoffe), reich versorgt wird. Diese Wirkung der Proteine auf die Schilddrüse wird auch spezifisch-dynamische Wirkung genannt. Durch eine dank üppiger Proteinversorgung aktive Schilddrüse erfahren alle Körpersysteme, daß eine Zeit der Fülle angebrochen ist. Es kann nun aus dem Überfluß gelebt und geschöpft werden. Die Heizkessel stehen quasi unter Volldampf.

Wenn im umgekehrten Fall qualitativ minderwertige Nahrung auf dem Speisezettel steht, wird die Verbrennung heruntergefahren und eingeschränkt. Ein Übermaß an Kohlenhydraten und Fett, also zuviel Konsum von Speisen mit geringer Nährstoffdichte, drosselt den Stoffwechsel. Die Fettspeicher sollen nicht so schnell geleert werden. Diese Vorgänge haben natürlich wieder ihren Ursprung in der Frühzeit der Menschheitsgeschichte. Sie dienen bis heute der Arterhaltung.

Für die anspruchsvollen biologischen Funktionen des Homo sapiens bedarf es der Zufuhr von mindestens einem Gramm an hochwertigem Eiweiß pro Kilogramm Körpergewicht täglich. Der Organismus ist mit seinem Bau- und Betriebsstoffwechsel darauf absolut angewiesen. Diese Proteine kann der Körper nicht selbst herstellen; er ist also von einer guten Nahrungsversorgung abhängig.

Merken wir uns für unser Ziel, optimal für den Körper zu sorgen und ihn bis ins höchste Alter fit zu halten, daß in Zeiten einer optimalen Proteinzufuhr die Wärmeproduktion des Organismus und damit die Verbrennung auf Hochtouren läuft. In Zeiten einer mangelhaften Versorgung mit Proteinen wird der Stoffwechsel drastisch reduziert.

Wie erwähnt, steuert die Qualität (und nicht so sehr die Quantität) der Proteine die Arbeit der Schilddrüse, das heißt die körpereigene Verbrennung und Energieverwertung. Eine wichtige Rolle spielen dabei die beiden Hormone

- $T_4$ (Thyroxin, Tetrajodthyronin mit vier Jodatomen)

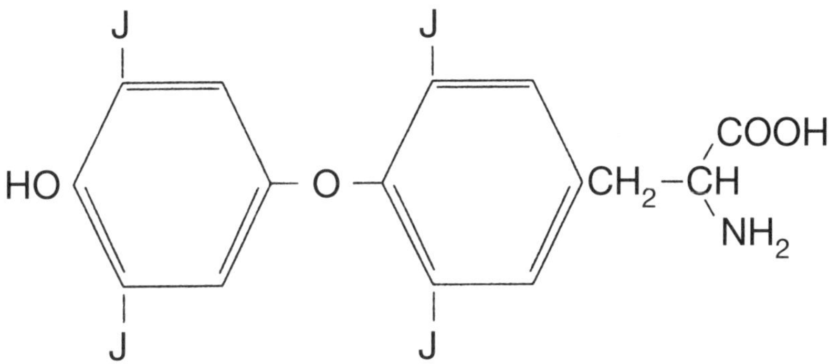


- $T_3$ (Trijodthyronin mit nur drei Jodatomen)

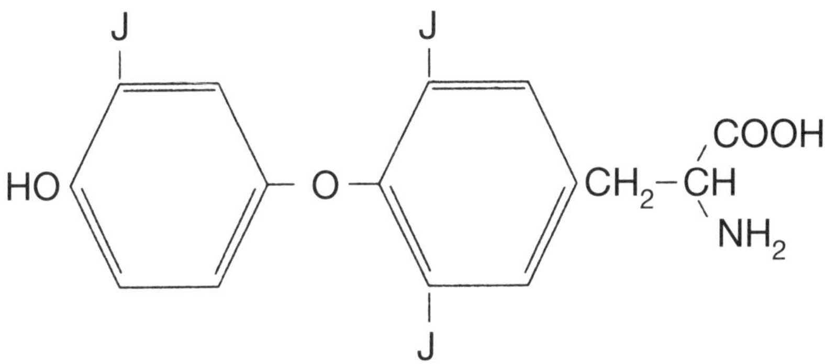


In unserem Zusammenhang ist wichtig, daß es weitaus mehr (etwa 5 bis 12 Einheiten) von der weitgehend inaktiven Vorstufe $T_4$ gibt als von dem fünf- bis achtmal stärkeren, biologisch höchst aktiven $T_3$ (nur 0,8 bis 1,6 Einheiten). Ist also genug Protein vorhanden, wird extrem viel $T_4$ in die aktive $T_3$-Form überführt. Der Körper verbrennt dann besser. Das Umgekehrte geschieht in schlechten Zeiten, wenn Hunger herrscht.

Die Enzyme, die diese Reaktion herbeiführen (katalysieren) und die dabei ein Atom vom $T_4$ (Thyroxin) abspalten, heißen Dejodasen. Sie sind es, die auf die Qualität der zugeführten Proteine äußerst sensibel mit der Überführung in die »Heizerform« $T_3$ reagieren. Damit die unterschiedlichen und auch verschieden wichtigen Körpersysteme flexibel auf die jeweiligen Anforderungen antworten können, sind die Dejodasen besonders reichhaltig in

- Haut
- Leber
- Muskulatur
- Niere
- Gehirn
- Fettgewebe

vertreten. Wird dem Körper zum Beispiel in besonders zuträglichem Maß Protein zugeführt, führt das in der Haut über eine vermehrte Haut-Dejodaseproduktion zu einer starken Umwandlung von $T_4$ in $T_3$. Folge: Etwa zwei Quadratmeter Körperoberfläche »strahlen« und führen vermehrt Wärme und damit Energie nach außen ab. Wenn Sport betrieben wird, geschieht dies in der beanspruchten Muskulatur, vorwiegend in den besonders stark arbeitenden Partien.

Für die daraus resultierende ideale Nutzanwendung bedeutet das: Durch unterschiedliche Stimulation ganz bestimmter Körperbereiche im Zuge sportlicher Betätigung können Sie die Verbrennung effizient dosieren und steigern (zum Beispiel an der »Problemzone« Bauch). Doch dieser gezielte Fettabbau und Muskelaufbau funktioniert nur, wenn der richtige Kraftstoff in den Tank gefüllt wird: Proteine höchster Qualität.

Ein Organ macht eine Ausnahme von dieser Regel: das Gehirn. Schränken die Dejodasen in einer Notsituation sonst überall im Körper die Verbrennung durch einen Stopp der Umwandlung von $T_4$ in $T_3$ ein, so zeigt die Gehirn-Dejodaseaktivität eine konstant hohe Aktivität. Der Sinn dieses Prinzips ist einleuchtend: Das alles überragende Kontrollorgan Gehirn bedarf ständig einer optimalen Versorgung auf hohem Energieniveau, um nicht den ganzen Organismus zu gefährden.

Ansonsten gilt aber, daß sich der Körper durch die unterschiedlichen Arten von Dejodasen in kürzester Zeit an wechselnde äußere Gegebenheiten anpassen kann und ständig die Kontrolle über seinen Energiehaushalt behält.

Weiterhin ist wichtig zu wissen, daß zwei sogenannte Energie-Pools existieren:

- der schilddrüsengestützte Pool I (er umfaßt etwa 15 Prozent des Energieaufkommens) und
- der außerhalb der Schilddrüse befindliche Pool II (er umfaßt etwa 85 Prozent des Energieaufkommens).

Pool II reagiert am sensibelsten auf die Qualität der zugeführten Proteine und trägt demnach auch am stärksten zur Wärmeregulation und zur Verbrennung bei. Ist also die Nahrung besonders reich an wertvollen Proteinen, so kann die Mehrverbrennung bis zu 40 Prozent betragen! Umgekehrt ist es möglich, daß die Neubildung der Schilddrüsenhormone über den Weg der Einschränkung der Dejodaseaktivität drastisch abfällt (unter 70 Prozent). Dies ist der Fall bei Hungersnöten oder Seuchen. Heutzutage kommt es vor allem bei falsch durchgeführten Abmagerungskuren oder schweren Erkrankungen vor.

Diese Stoffwechselphänomene lassen sich auch im Tierreich studieren. Die extreme Form ist die Fähigkeit zum Winterschlaf (Hibernation). Alle Stoffwechselvorgänge wie allgemeine Wärmeverbrennung, Atmung, Herzschlag, Puls und Blutdruck werden auf ein Minimum reduziert, um ein Lebewesen trotz eingeschränktester Lebensvorgänge sicher durch die Notzeit, das heißt den Winter, zu bringen. Wenn zum Beispiel ein Bär seine Kohlenhydratspeicher aus der Muskulatur und der Leber (über Randle I) aufgebraucht hat, dann schaltet er direkt in den (Rückwärts-)Gang nach Randle II und verbrennt ausschließlich seine hochkalorigen Fettdepots.

Ein Kilogramm Fett bringt eine Energieausbeute von etwa 6000 bis 7000 Kalorien. Damit könnte ein Mensch ohne die geringste Nahrungszufuhr vier bis sechs Tage auskommen, Wasseraufnahme vorausgesetzt.

Machen wir noch einmal einen Sprung in die menschliche Frühgeschichte.

Was tat Urfrau Lucy in Zeiten der Nahrungsfülle? Sie schlug sich den Bauch bis zum Platzen voll. Auf diese Weise futterte sie sich zuweilen ein sattes Polster von etwa dreißig Kilo an. Kamen nun Zeiten der Not, in denen Lucy nur hin und wieder eine Handvoll Nüsse oder ein paar Körner wilden Hafers in den knurrenden Magen bekam, so konnte sie trotzdem mit diesem Fettpolster etwa drei bis vier Monate lang überleben und sich und ihr Kind durchbringen. Sie hatte auch genügend Kraft, weite Strecken auf der Suche nach besseren Plätzen zum Sammeln von Nahrung zurückzulegen.

Und wenn Sie selbst heute im Supermarkt vor dem Regal mit den über zwanzig Joghurtsorten stehen und wieder mal nicht wissen, welchen Sie nehmen sollen, wirken diese eingebauten Überlebensstrategien unvermindert fort.

## Der Jo-Jo-Effekt oder Wie Sie mit (fast) jeder Diät immer noch dicker werden

Noch einmal zurück zu Lucy. In jenen frühen Tagen der Menschheit bildeten sich Überlebenssysteme heraus, die nach wie vor aktiviert sind und uns hilfreich zur Seite stehen, sofern wir sie zu nutzen wissen.

Stellen wir uns nun vor, daß die Zeiten für Lucy schlechter werden. Gestern schwelgte sie noch im Überfluß, doch jetzt muß sie mit weniger als der Hälfte an Nahrung auskommen. Was passiert im Körper von Lucy?

Lucys Organismus reagiert mit einer Alarmmeldung: »Achtung, Notfall! Alaaarm! Lucy stirbt!«

Kaum ist der Warnruf ausgegeben, laufen ausgeklügelte Rettungsvorgänge an. Wie die Räder in einem Uhrwerk greifen sie perfekt ineinander. Alle Stoffwechselvorgänge werden koordiniert auf ein einziges Ziel ausgerichtet: sparen, drosseln, nichts vergeuden. Bis auf die Gehirnfunktionen werden alle Funktionen auf ein Minimum an Leistung heruntergefahren. Es darf keine Energieverschwendung mehr geben, denn oberste Priorität hat die Erhaltung der Art, genauer: die Rettung von Lucys Leben.

Die Dejodasen im Pool II bekommen es als erste zu spüren: Es gelangen plötzlich weniger oder gar keine Proteine mehr herein, und die wenigen, die zu ergattern waren, sind von miserabler Qualität. Als Reaktion darauf wird die Aktivität stark gedrosselt. Folge ist, daß nur noch ganz wenig $T_4$ in $T_3$ umgewandelt wird.

Das Ziel besteht darin, die Verbrennungsvorgänge und damit die Wärmeabgabe auf möglichst niedrigem Niveau zu halten. Der Pool I (die Schilddrüse) produziert daraufhin weniger Hormon ($T_4$).

Durch diese geniale Doppelstrategie wird das Geschehen gleich an zwei wichtigen Fronten kontrolliert.

Fast gleichzeitig dazu schrillen die Alarmglocken auch im Zwischenhirn, dem zentralen Computer. Der Adipostat registriert eine Differenz zwischen Soll- und Ist-Werten. Da weniger gegessen wird, sinkt die Leptinproduktion in den Fettzellen. Das System kommt in eine Schieflage und kippt schließlich. Damit steht für den Körper eindeutig fest: Der Katastrophenfall ist eingetreten.

Bei dem abstürzenden Insulinspiegel schicken Adipostat und Leptine ihre stärksten Bataillone ins Feld: Adrenalin und Cortisol. Sie sorgen dafür, daß die Hormonproduktion der Schilddrüse weiterhin gedrosselt wird. Da Lucy aber die beschwerliche Nahrungssuche nicht aufgeben kann, wenn sie überleben will, und die dazu nötige Kraft aus ihrem eigenen Körper mobilisieren muß, wird sie durch dieses Bombardement mit Streßhormonen auch angefeuert. Da es jetzt um Sein oder Nichtsein geht, wird die Energie nun aus den kostbarsten Vorräten des Körpers abgebaut: aus den Eiweißvorräten. Dies betrifft die Muskulatur (auch die Herzmuskulatur) und die große Masse der Antikörper, die als Gesundheitspolizei und Abwehrtruppe gegen Krankheiten eigentlich keine starke Verminderung erleiden sollte.

Doch der Körper braucht so schnell wie möglich Energie der primären Art: Zucker (Glukose). Und so kommt es, daß bis zu zwei Wochen lang täglich 100 Gramm Glukose aus 200 Gramm Eiweiß gewonnen werden. In einer solchen Notzeit verliert der Organismus bis zu drei Kilogramm an wertvollster, durch nichts zu ersetzender Substanz, bis es endlich an den Abbau des kostbaren Fettpolsters geht!

Bei der Gewinnung von Energie aus Eiweiß kommt es regelmäßig zu Verlusten an Kalium und Körperflüssigkeit, denn Muskelzellen bestehen bis zu 50 Prozent aus Wasser und enthalten viel Kalium.

Die Folgen sind

- innere Austrocknung
- (schwere) Herzrhythmusstörungen
- Knochengewebeschwund (Osteoporose), was zu Brüchen (Frakturen) führen kann
- Muskelschwund
- Herzinfarkt
- Störungen im Zusammenspiel von Zuckerverwertung und Insulinproduktion

Durch die streßbedingte Hemmung der Bindegewebeneubildung kommt es außerdem zu

- erhöhter Infektanfälligkeit bei unterdrückter Neubildung der weißen und roten Blutkörperchen
- vermehrter Streifenbildung (Striae) der Haut
- Dünnerwerden der Haut bei starker Faltenbildung
- deutlich erhöhtem Blutdruck
- ernsten Störungen der Blutgerinnung und letztlich
- erhöhter Thrombosegefahr

Die Überlebensreaktionen sind also echte Notfallmaßnahmen und alles andere als ein lockeres Spiel mit Über- und Untergewicht. Sie setzen einen recht stabilen und gesunden Organismus voraus, wenn sie keinen größeren bleibenden Schaden anrichten sollen.

Sie können sich nun leicht ausmalen, daß eine künstlich herbeigeführte Unterversorgung im Zuge von Modediäten und Hungerkuren dem Ziel der Langlebigkeit massiv entgegenarbeitet und den Körper vorzeitig altern läßt, ja sogar schwer krank machen kann. Schlankheit ja, doch nicht auf dem Weg von Reduktionsdiäten, die den Körper schwächen und ihm Lebenskraft entziehen.

Ein Zeitsprung: Lucys moderne Nachfahrin, Frau Müller, entschließt sich nach dem Durchblättern verschiedener Frauenzeitschriften zu einer Fastenkur, da die neueste Sommermode eine eher knabenhafte Linie vorschreibt. Ein unseliger Entschluß, wie Sie aufgrund Ihres neugewonnenen Wissens um die fein abgestimmten Stoffwechselvorgänge leicht schließen können. Zu warnen ist allerdings nicht nur vor einer exotischen Reduktionsdiät aus der Illustrierten, sondern auch vor dem sogenannten Heilfasten.

Modediäten wie auch Fastenkuren haben zwar die wohlklingendsten und vielversprechendsten Namen und Rezepte, aber in der Methode gleichen sie sich allesamt: Stets wird das Kalorienangebot künstlich verknappt.

Frau Müller ißt jetzt für einen Zeitraum X weniger oder gar nichts. Doch ihr Körper weiß nicht, warum er plötzlich so knappgehalten wird. In Jahrmillionen hat er eines gelernt: Hungerzeit ist Notzeit. Seine Reaktion besteht in einem unverzüglichen Umschalten auf das oben beschriebene Notprogramm, was nach seiner Logik vollkommen angemessen und sinnvoll ist.

Was passiert nun im Pool II? Wie verhält sich der Pool I? Was geschieht in der zentralen Energie- und Wirtschaftszentrale, dem Adipostaten? Wohin tendieren die Leptine, der Blutinsulinspiegel, und was geschieht mit der Muskulatur, den Antikörpern, letztlich mit der gesamten körpereigenen Krankheitsabwehr? Nach allem, was Sie nun wissen, kommt bei einer Reduktionsdiät nach gewohntem Strickmuster nichts Gutes für den Organismus heraus.

Jeder gesunde Mensch braucht täglich ein Gramm an wertvollstem, biologisch hochwertigem Eiweiß pro Kilogramm Körpergewicht, um die laufend abgebaute Substanz zu ersetzen und neue Zellen zu bilden und um sich fit und leistungsfähig zu halten. Ein 80 Kilogramm schwerer Mann müßte pro Tag etwa 80 Gramm bester Proteine zu sich nehmen.

Da der Körper über keine nennenswerten Eiweißspeicher verfügt und er eine Reihe von Proteinen, die seine anspruchsvolleren Leistungen und Funktionen steuern, unbedingt jeden Tag braucht, müssen diese von außen über die Nahrung zugeführt werden. Unterbleibt dies, so entstehen genau die katabolen Zustände, die am Beispiel der hungernden Lucy beschrieben wurden. Es herrscht absolute Lebensgefahr!

Es ist Ihnen mit Sicherheit nun klargeworden, daß eine Reduktionsdiät nichts anderes darstellt als eine selbstverordnete Hungersnot. Sinkt die Eiweißzufuhr dabei auf ein kritisches Minimum oder fällt sie wie beim schädlichen und lebensgefährlichen Fasten gar auf Null, dann kommt es zu bedrohlichen gesundheitlichen Risiken. Sie sind bis heute leider nur einer kleinen Schar von Medizinern gut bekannt, sie wurden aber seit den achtziger Jahren bestens dokumentiert, vorwiegend in den USA. Diese künstlichen Hungerkatastrophen können zu Herzinfarkt, Hirnhautentzündung, Herzrhythmusstörungen, schweren septischen Verläufen bei oft banal beginnenden Infektionenserkrankungen und damit sogar zum Tod führen. Mir selbst ist der Fall bekannt, daß der Betreiber einer großen deutschen Fastenklinik während solch einer »Kur« verstorben ist. Er hatte nach der Methode seines Hauses unter komplettem Verzicht auf Eiweiß mit Gemüsesäften gefastet.

Gerade in Zeiten starker Beanspruchung und vor allem in den »Notzeiten« einer Reduktionsdiät ist der Körper auf eine gute Versorgung mit wertvoller Eiweißsubstanz absolut angewiesen. Daher meine dringende Warnung vor konventionellen Fastenkuren. Ich rate

Ihnen speziell im Hinblick auf das Ziel Gesundheit und Langlebigkeit, die Finger von allen Hungerexperimenten zu lassen. Sie untergraben nicht nur Ihre Lebensqualität, sondern Sie bringen sich durch solche Kuren sogar in akute Lebensgefahr.

Doch was erlebt Frau Müller bei ihrem ungesunden Versuch, überflüssige Pfunde per Illustriertendiät zu verlieren? Möglicherweise klagt sie über Hunger und Gier besonders auf süße Sachen. Sie friert und zittert. Sie schläft schlecht, fühlt sich matt und lustlos. Ihre Gesichtsfarbe ist grau und ihre Haut welk. Ihre Nerven flattern … Die Liste der Beschwerden ließe sich noch fortsetzen.

Dann sind zwei Wochen voller Qualen endlich vergangen. Und das Ergebnis? Die Muskeln sind geschrumpft, bei den Speckpolstern hat sich jedoch nahezu nichts getan.

Schließlich stellt Frau Müller fest, daß es ihr einfach nicht mehr gelingen will, auch nur ein weiteres Gramm abzunehmen. Nichts geht mehr – oder ist die Waage womöglich kaputt?

Der berüchtigte Jo-Jo-Effekt ist eingetreten, und zwar auf ganz natürliche und vorhersehbare Weise. Er bewirkt, daß im Zuge des uralten Überlebensprogramms die Wärmeproduktion und Verbrennung fast auf Null zurückgeschraubt werden. Doch Frau Müller versteht es nicht, die Signale und Reaktionsmuster ihres Körpers zu deuten, sondern stürzt sich voller Verzweiflung darüber, nicht genug abgenommen zu haben, in eine neue Wunderdiät. Ein Teufelskreis nimmt seinen Anfang, denn mit jeder neuen Fastenkur wird Frau Müller zu einem immer besseren »Futterverwerter«.

Durch die beschriebenen physiologischen Reaktionen auf eine Reduktionsdiät wähnt sich der Körper in einer Notsituation. Er fährt alle Verbrennungsvorgänge herunter und spart, um einen einigermaßen normalen »Betrieb« aufrechtzuerhalten. Je mehr Diäten aufeinanderfolgen, um so mehr verfestigt sich dieses Sparprogramm und um so dicker wird der Mensch. Die Spirale dreht sich immer schneller in die Fettsucht. Das dicke Ende heißt dann metabolisches Syndrom.

Lassen Sie es nicht so weit kommen. Praktische Hinweise für gesundes Abnehmen im Einklang mit dem körpereigenen Überlebensprogramm finden Sie ab Seite 94.

# Jungbrunnen Zellerneuerung

## Das metabolische Syndrom oder Wie Wohlstand tötet

Tatsache ist, daß ständig falsch durchgeführte Diäten, ständige Überernährung und/oder zuwenig Bewegung früher oder später jeden in den Strudel des metabolischen Syndroms – erhöhter Cholesterinspiegel, Arterienverkalkung, Bluthochdruck, Zuckerkrankheit – ziehen, aus dem der Betroffene ohne professionelle Hilfe keinen Ausweg findet.

Statistische Zahlen deuten schon seit längerem darauf hin, daß das metabolische Syndrom der Killer Nummer eins in unserer Wohlstandsgesellschaft ist.

Laut Weltgesundheitsorganisation (WHO) wird

- es bis zum Jahr 2010 weltweit zu einer Verdoppelung der Patienten mit Zuckerkrankheit (Diabetes mellitus) kommen,
- die Zahl der Herz-Kreislauf-Neuerkrankungen bis zum Jahr 2025 die Rekordmarke von 350 Millionen erreichen. Im Jahr 1996 waren es 125 Millionen Neuerkrankungen.

Jeder dritte Deutsche wird aufgrund seines Übergewichtes vorzeitig am metabolischen Syndrom erkranken oder daran sterben. Vor allem Frauen sind gut beraten, auf eine ausgewogene Ernährung und schlanke Figur zu achten, ohne jedoch die alten Diätfehler zu machen. Die weiblichen Geschlechtshormone, die Östrogene, stimulieren oder verstärken nämlich die Ausprägung des Unterhautfettgewebes durch die Förderung der Synthese von Glukose zu freien

Fettsäuren. Bei Frauen führen falsche Hungerkuren schon in kurzer Zeit zur Erhöhung des Blutfettspiegels mit all den beschriebenen fatalen Folgen!

Das Risiko für eine Erkrankung der Herzkranzgefäße oder für einen Herzinfarkt steigt in Abhängigkeit vom zunehmenden Körpergewicht deutlich an. Gewarnt werden muß schon vor einem relativ moderaten Gewichtsanstieg ab dem Alter von 18 Jahren. So ist die Rate an Herz-Kreislauf-Erkrankungen – bezogen auf einen Zeitraum von über zehn Jahren – bei Personen mit mindestens 20 Prozent Übergewicht (BMI > 30 $kg/m^2$) im Vergleich zu Normalgewichtigen um das Doppelte erhöht.

Neueste Untersuchungen zeigen eine noch alarmierendere Tendenz: So scheint schon ein leichter Anstieg des Körpergewichtes über 10 Prozent nach Broca (Körpergröße in Zentimeter minus 100) zu bewirken, daß das Sterberisiko deutlich ansteigt!

Von 100 Menschen sterben gegenwärtig
- 50 Prozent (jeder zweite!) am metabolischen Syndrom
- 25 Prozent an Krebs

Doch keine Angst, denn »dort wo Gefahr ist, wächst in der Not auch das Rettende« (Hölderlin). Dort wo uns eine falsche Lebensführung mit den vier apokalyptischen Reitern

- Fettstoffwechselstörungen
- Bluthochdruck
- Gefäßverkalkung und
- Zuckerkrankheit

bestraft und das Leben drastisch verkürzt, naht Hilfe. Tatsächlich gibt es Möglichkeiten, das kostbare Lebensschiff sicher an den gefährlichen Klippen Übergewicht, Fettsucht und Bewegungsmangel vorbeizusteuern.

## Das gute Leben – was wirklich darunter zu verstehen ist

Wir haben gesehen, daß nur derjenige, der seine Muskulatur kräftig arbeiten läßt, damit rechnen kann, daß seine Insulinrezeptoren fit bleiben und in ausreichender Zahl zur Verfügung stehen. Eine gut trainierte Muskulatur schützt davor, dem metabolischen Syndrom zum Opfer zu fallen. Zumindest erschwert sie es. Kleine Ernährungssünden wie hin und wieder ein Teller zuviel von der Leibspeise oder aber das dicke Tortenstück am Sonntagnachmittag, die sündhaft guten Trüffelpralinen oder das Frühstücksbrötchen mit dick Butter und Marmelade werden dann vom »großen Staubsauger« der Rezeptoren eliminiert. Das heißt, das Überangebot wird sofort in die Muskelzellen eingelagert und bei ausreichender Bewegung wieder abgegeben und verbrannt. Null Chance für eine Fettneubildung!

Wie aber sieht es bei Herrn und Frau Bewegungsmuffel aus?

»Sport ist Mord«, sagen die Couch-potatoes. Jahrelang haben sie sich »geschont« und üppig gelebt. Man fühlt sich ja nicht schlecht dabei! Und solange es einem gutgeht, kann ein derart fettes Leben ja wohl nichts Falsches sein ... Stimmt eben nicht!

Der aufmerksame Leser weiß bereits, wo die Gefahr lauert. Die Anzahl der Insulinrezeptoren ist aufgrund der langen »Schonung« deutlich zurückgegangen. Die körperliche Fitneß ist ebenfalls auf unterstes Niveau gefallen. Nun müssen die wenigen in der Muskulatur verbliebenen Rezeptoren, die zudem auch noch in ihrer Leistungskraft eingeschränkt sind, mit einem Überangebot an zu fetter und kohlenhydratreicher Nahrung fertig werden. Die Folge ist: Zuerst steigt der Blutzuckerspiegel, danach auch der Insulinspiegel. Es kommt langfristig zu einer Verwertungsstörung, zu einer gestörten Glukosetoleranz.

Was heißt das für den Stoffwechsel?

Der Körper steht vor dem Problem, die enormen Zuckermengen unterzubringen. Doch die Speicher in der Muskulatur sind zu klein und zu schwach. Verzweifelte Versuche, den Zucker doch noch

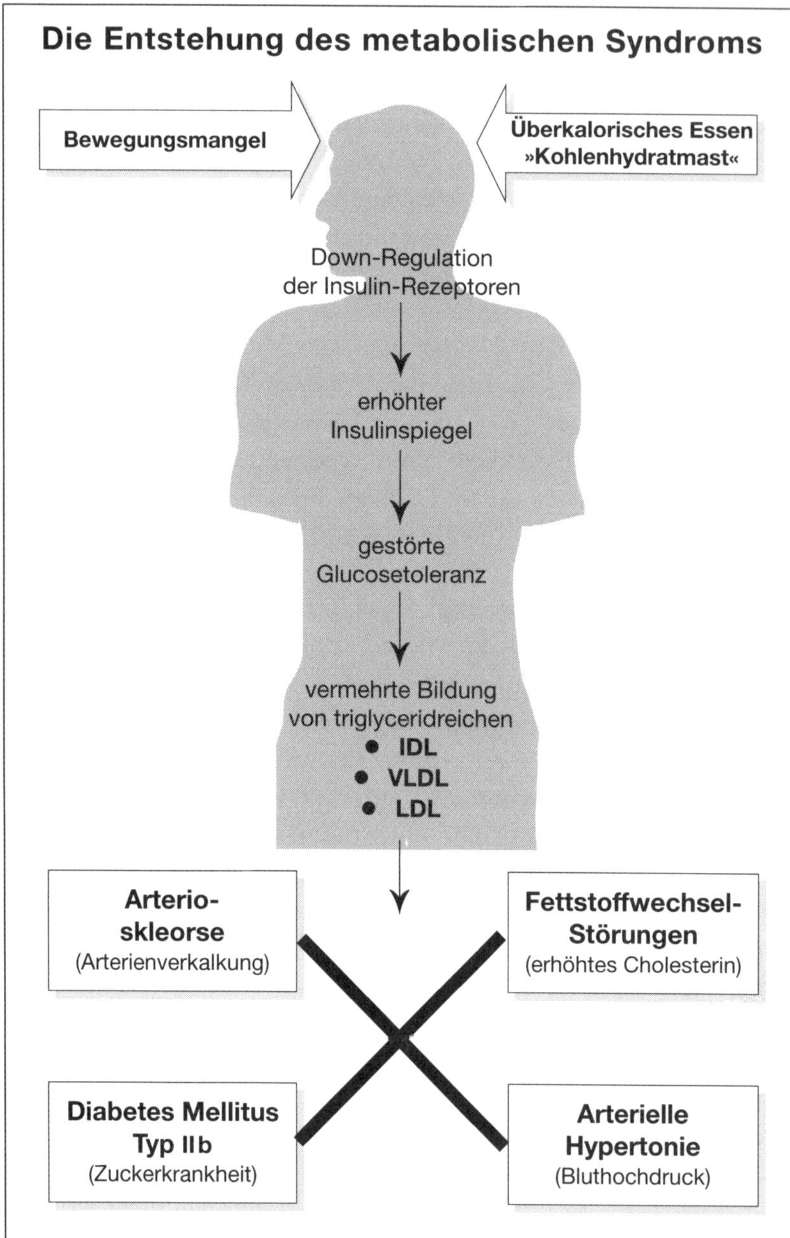
Die Entstehung des metabolischen Syndroms
Bewegungsmangel
Überkalorisches Essen
»Kohlenhydratmast«
Down-Regulation
der Insulin-Rezeptoren
erhöhter
Insulinspiegel
gestörte
Glucosetoleranz
vermehrte Bildung
von triglyceridreichen
IDL
VLDL
LDL
Arterio-
skleorse
(Arterienverkalkung)
Fettstoffwechsel-
Störungen
(erhöhtes Cholesterin)
Diabetes Mellitus
Typ IIb
(Zuckerkrankheit)
Arterielle
Hypertonie
(Bluthochdruck)

irgendwie loszuwerden, laufen jetzt an. So kommt es zur gesteigerten Neubildung von Kunstzuckern wie Sorbit und Fructose aus der Glukose. Diese werden in die Gefäß(innen)wände eingelagert mit dem Ziel, den erhöhten Zuckerspiegel zu senken. Daraufhin schwellen diese Gefäßwände an. Das führt nun zu einer verstärkten Bildung eines abnormen Blutfarbstoffes (Hämoglobin), der den Sauerstoff verstärkt an sich bindet und ihn nicht so gut wie der normale Farbstoff an die Gewebe abgeben kann. Es kommt zu einer deutlichen Verschlechterung der Sauerstoffversorgung des Organismus, die dann für vielfältige Mangelzustände in den Organen verantwortlich ist. Die Leistungskraft des Organismus sinkt nachweisbar. Das System Mensch wird insgesamt schwerfälliger und träger. Bei Rauchern sind diese Symptome noch weitaus stärker und bedrohlicher ausgeprägt.

Was dabei besonders schlimm ist und für unsere Forschungen nach dem Schlüssel für ein langes Leben größte Bedeutung hat: Durch die Bildung dieses abnormen Hämoglobins kommt es zu Störungen in der Verdauung der für den Menschen absolut überlebenswichtigen Proteine (Aminosäuren). Die Eiweißverdauung ist zu hundert Prozent vom Vorhandensein eines normalen Hämoglobins abhängig.

Aufgrund der mangelhaften Verdauungsleistung verschlimmert sich die Situation: Der Organismus verarmt an lebenswichtigen Baustoffen. Die Neubildung von Zellen findet nur unzureichend statt. Der Mensch wird krank und altert vorzeitig!

Ausgehend vom Grundproblem eines Übermaßes an Zucker, das nicht sinnvoll gespeichert werden kann, reagiert der Organismus mit zwei Notlösungen.

Zum einen werden plötzlich Gewebe, die ursprünglich für eine Zuckeraufnahme gar nicht vorgesehen waren, als Speicher zweckentfremdet. Die Gewebe werden jedoch dabei überladen und damit geschädigt. Bei diesem Prozeß kommt es zu Ablagerungen im Gehirn, im Rückenmark und an den Nerven. Die Nerven werden durch die Ablagerungen unempfindlicher. Schmerzen werden nicht mehr als Warnsignal wahrgenommen. Die möglichen Folgen: Man schneidet und verbrennt sich. Ein drohender Herzinfarkt wird nicht rechtzeitig bemerkt.

Die Bindehaut wird durch eine Hornhauttrübung (Katarakt) angegriffen. Das Bindegewebe und die Nieren werden empfindlich geschädigt. Im letzteren Fall ist die Entgiftungsfunktion des Körpers schwer gestört. Nach einiger Zeit führt dieses Phänomen zum Nierenversagen, so daß der Betroffene schließlich auf eine künstliche Blutwäsche (Dialyse) angewiesen ist oder sich einer Nierentransplantation unterziehen muß.

Zum anderen werden verstärkt Enzyme zum Einsatz gebracht, die den Zucker in Fett umwandeln. Bis zum endgültigen Verschwinden im Fettgewebe kreisen diese Substanzen jedoch im Blut und führen auf der ersten Stufe der (hausgemachten) Katastrophe zu einer *Fettstoffwechselstörung* (hohes Cholesterin). Hierbei ist besonders fatal, daß das »gute« Cholesterin, das HDL, das die Gefäße eigentlich schützt, zu schwach ist, daß das »böse« Cholesterin (LDL und VLDL) hingegen viel zu hohe Werte aufweist. Zwar macht das allein noch keine Gefährdung aus, aber wenn diese Substanzen auf eine zu hohe Zahl von sogenannten freien Radikalen stoßen, kommt es zur zweiten Stufe der Katastrophe, zur Gefäßverkalkung.

Das Zusammentreffen von oxidativem Streß, dem Bombardement durch freie Radikale, mit einem Übermaß an Cholesterin führt zu vermehrter Ausbildung von sogenannten Schaumzellen (*foam cells*). Einer Säure gleich verätzen sie die empfindlichen Gefäßwände. In den so entstehenden Kratern verfangen sich dann allerlei Substanzen wie zum Beispiel Blutplättchen und Kalk. Die roten Blutkörperchen (Erythrozyten) beginnen daraufhin zu verklumpen. Es bilden sich Ablagerungen. Pfropfen entstehen, und es kommt zu Verengungen in den Blutbahnen. Das Blut wird dickflüssiger und kann nicht mehr so viel Sauerstoff transportieren und an die Organe abgeben.

Neueste Untersuchungen weisen darauf hin, daß manche Menschen von speziellen Keimen (Chlamydien) befallen sind. Es ist denkbar, daß diese Krankheitserreger sich in den Geschwüren der Gefäßwände verfangen und dort einen Entzündungsprozeß auslösen oder unterhalten, der das ganze Krankheitsgeschehen noch weiter verschlimmert.

Lassen Sie uns an dieser Stelle einen Moment innehalten, um uns zu vergegenwärtigen, daß wir es auf dieser Stufe bereits mit einer gravierenden Gesundheitsstörung zu tun haben – von einem guten Leben können wir also keineswegs sprechen. Die betroffene Person ist schwer in Mitleidenschaft gezogen, und doch wird sie zu diesem Zeitpunkt kaum ihren Hausarzt zu Rate ziehen. Ein Leidensdruck und genügend auffällige Symptome sind noch nicht spürbar. Scheinbar besteht keine Veranlassung, sich in Behandlung zu begeben und den eigenen ungesunden fetten und faulen Lebensstil zu verändern. Es handelt sich hier jedoch um eine *Vorstufe der Zuckerkrankheit* (Diabetes mellitus), die nicht auf die leichte Schulter genommen werden darf.

Im Vorfeld der Zuckerkrankheit (Prädiabetes) bilden sich häufig Thrombosen aus. Das Herz, der zentrale Motor, muß sich immer mehr gegen eine sich verengende Peripherie anstemmen und wird dadurch unweigerlich auf Dauer überdehnt und krank. Herzschwäche stellt sich ein. Der Mensch verliert seine Leistungsfähigkeit. Ganz allmählich nehmen Erschöpfung, Mattigkeit und Ermüdung zu. Zum Schluß setzen auch die kleinsten Anstrengungen den Betroffenen schachmatt.

Mittlerweile ist schleichend und ganz allmählich die dritte Katastrophe eingetreten: der *Bluthochdruck*.

Ab jetzt wird's äußerst gefährlich. Ohne vorherige Warnsymptome – denn durch die Schädigung der Nerven infolge der Zuckereinlagerung verspürt der Betroffene keine Schmerzen – kann es nun zu Herzinfarkt und Schlaganfall kommen.

Die großen und kleinen Blutgefäße sind in schwerem Maß verändert und verengt. Mit den Methoden der modernen Medizin können nur noch die Symptome behandelt und gelindert werden. Von vollständiger Heilung ist jetzt keinesfalls mehr zu sprechen. Die Lebensqualität, nach der Unversehrtheit des Leibes das zweithöchste Gut des Menschen, ist stark eingeschränkt. Einer solchen Person geht es ausgesprochen schlecht!

Doch das Ende der Fahnenstange ist immer noch nicht erreicht. Wenn bei abnehmender Zahl von Insulinrezeptoren die Menge an Zucker, der ja den stärksten Reiz zur Insulinausschüttung darstellt, im Blut weiter zunimmt, wird ein Zustand erreicht, der der eigentliche Motor des gesamten fatalen Geschehens ist: der permanent, also auch im nüchternen Zustand erhöhte Insulinspiegel.

Die Folgen der Versuche, den Zucker wieder loszuwerden, kennen Sie aus der vorhergehenden Schilderung. Die Maschine läuft auf Volldampf unter dem Programm Randle I. Es kommt zu Fettneubildung aus Kohlenhydraten (Kohlenhydratmast). Wie bereits erwähnt: Jeder Dicke »leidet« an einem zu hohen Insulinspiegel im Blut. Irgendwann erschöpft sich dann das System. Die Bauchspeicheldrüse kommt mit der ständig vermehrten Insulinproduktion nicht mehr nach. Nun ist der Endzustand der hausgemachten Katastrophe erreicht: die *Zuckerkrankheit* (Diabetes mellitus).

Schonungslos gesagt: Ein solcher Mensch ist schwer krank und wird vorzeitig sterben. Das genetische Potential von rund 120 Lebensjahren läßt sich auf dieser Basis nicht einlösen. Da hilft alles Beschönigen, Verharmlosen und Abwiegeln nichts. Tabletten einzunehmen oder Insulin zu spritzen und/oder Diät zu halten sind keine Maßnahmen, die zur Heilung führen, denn inzwischen sind zu viele Veränderungen im gesamten Organismus eingetreten, die mit Gesundheit, Wohlbefinden und hoher Lebenserwartung nicht mehr in Einklang zu bringen sind. Wird vom Arzt auch noch eine falsche Diät, zum Beispiel die »kalorienreduzierte Mischkost« empfohlen, verschlimmert der dabei ausgelöste Jo-Jo-Effekt sogar noch die Krankheit.

Mit aller Eindringlichkeit ist auch darauf hinzuweisen, daß es keinesfalls »normal« ist, wenn Opa in späteren Jahren einen »Alterszucker« bekommt. Dieser sogenannte Diabetes mellitus Typ IIb ist vollständig hausgemacht und mit den richtigen Methoden auf jeder Stufe (!) vollständig vermeidbar, wie wir noch sehen werden.

Auf dem Weg zu einem hohen Alter, das bei guter Gesundheit genossen werden kann, gibt es also ein paar schlechte Nachrichten zum Thema Zuckerkrankheit. Doch es gibt auch eine sehr gute Nachricht. Sie lautet: Wir können es schaffen, unseren Lebensstil in Richtung Gesundheit zu verändern, und das metabolische Syndrom mit Hilfe des *Forever-Young*-Programms überwinden.

Doch bevor wir zu den praktischen Tips kommen, müssen wir uns noch mit einem weiteren Hindernis auf dem Weg zu einem langen Leben befassen.

## Der oxidative Streß – wie die freien Radikale die Lebensdauer verkürzen

Freie Radikale sind hochreaktive Verbindungen, die zum Beispiel immer dann entstehen, wenn der bei jedem Atemzug aufgenommene Sauerstoff schließlich ins Gewebe abgegeben wird. Im Gewebe entstehen dann freie, das heißt ungepaarte Elektronen, die in der Lage sind, im Körper Kettenreaktionen mit der Bildung neuer freier Radikale zu starten. In großer Zahl entstehen die freien Radikale auch dann, wenn körpereigene Freßzellen im Zuge der Abwehr Eindringlinge von außen – Viren, Bakterien, Pollen, Giftstoffe – attackieren und unschädlich machen. Darüber hinaus ruft eine Reihe sowohl ganz alltäglicher Vorgänge als auch spezieller Belastungen diese Bösewichter auf den Plan. Freie Radikale treten vermehrt auf bei/durch:

- erhöhte Strahlenbelastung (Sonnenbäder, längere Flugreisen, Tumorbehandlungen)
- Operationen (Transplantationen)

- Sauerstoffkuren
- Chemotherapie
- Medikamenteneinnahme
- stärkere sportliche Belastungen (Leistungssport)
- erhöhte Ozonwerte in den Sommermonaten
- Smog im Herbst und Winter (Inversionslage)
- Rauchen (aktiv und passiv)
- Alkoholmißbrauch
- Übergewicht und Fettsucht
- Umweltverschmutzung (belastete Nahrungmittel, giftige Substanzen wie Blei, Cadmium und Quecksilber, Selenmangel durch überdüngte Böden usw.)

Freie Radikale sind also eine Art ungezügelter »Anarchisten« oder »Stoffwechselterroristen«. Sie können im Körper allerlei Unheil anrichten und zum Beispiel Krebserkrankungen auslösen, sofern sie nicht eingefangen und zur Ordnung gerufen werden. Im allgemeinen bewirkt der lebenslange Beschuß mit freien Radikalen, daß im Körper nach und nach die Abbaumechanismen überhandnehmen und die Aufbauvorgänge und Reparaturen am Zellsystem ins Hintertreffen geraten. Tun wir nichts gegen die Attacken der freien Radikale und den von ihnen erzeugten oxidativen Streß, altern wir schneller (zu den Gegenmaßnahmen siehe das *Forever-Young*-Ernährungsprogramm ab Seite 125).

Sehen wir uns einmal genauer an, was der oxidative Streß im Körper bewirkt.

Einem Meteoritenschwarm gleich treffen pro menschliche Zelle im Minimum etwa 10 000 oxidative Einschläge (»Hits«) täglich auf die empfindlichen Zellmembranen. Sind die körpereigenen Schutzsysteme geschädigt oder von Geburt an zu schwach angelegt, kommt es auf Dauer zu schwerwiegenden Störungen der Zellneubildung. Es kann so weit gehen, daß manche tiefe Einschläge sogar den Zellkern treffen und die Erbsubstanz, die DNS (Desoxyribonukleinsäure), schädigen.

Eines der typischsten Anzeichen jahrelangen Bombardements durch freie Radikale, die bis ins Zellinnere vorgedrungen sind, ist das sogenannte Alterspigment (Lentigo senilis), die unschöne fleckige Braunverfärbung der Haut im höheren Alter. Sie entsteht durch Anhäufung von Schlacken. Das heißt, die betroffenen Zellen waren unfähig, die Überreste des zerstörerischen Treibens der freien Radikale auszuscheiden.

Die Zellen ersticken auf diese Weise immer mehr im Müll, der von den freien Radikalen erzeugt wird.

Aber auch die Zelloberfläche macht durch die Angriffe der freien Radikale gravierende Veränderungen durch. Sie ist der Ort der sogenannten antigenen Determinierung, das heißt, dort ist der unverwechselbare genetische Code eines Menschen gespeichert. Er ist der Schlüssel zum reibungslosen Funktionieren der körpereigenen Immunabwehr. Sämtliche Immun- und Abwehrzellen, die ständig durch den Körper patrouillieren und nach Feinden (Viren, Bakterien) Ausschau halten, erkennen diese sofort an ihren unterschiedlichen Oberflächenantigenen. Dadurch kommt es rasch zu Abwehrreaktionen, die stets mit der Vernichtung des Feindes enden: Eindringling tot – eigenes Leben gerettet!

Kommt es aber unter dem Dauerbeschuß der freien Radikale zu strukturellen Veränderungen und damit auch zur Zerstörung dieses Erkennungscodes, so identifiziert der Körper sein eigenes Gewebe plötzlich als »fremd« und leitet entsprechende Abwehr- und Vernichtungsmaßnahmen ein. Diese falsche Reaktion kann sich dann in den unterschiedlichsten Geweben (lebens-)bedrohlich auswirken. Es treten Autoimmun- oder Autoaggressionskrankheiten auf, unter anderem

- an der Schilddrüse (Thyreoiditis)
- an der Wirbelsäule (Bechterew-Krankheit)
- im Dünndarm (Morbus Crohn)
- im Dickdarm (Colitis ulcerosa)
- an den Gelenken (chronische Polyarthritis)

Sehr wahrscheinlich spielen die freien Radikale auch die wichtigste Rolle bei der Entstehung von

- Krebs (zum Beispiel wird der Bauchspeicheldrüsenkrebs bereits als »*free radical disease*« bezeichnet)
- Allergie
- Arthrose
- Alzheimer-Krankheit
- Multipler Sklerose
- Arteriosklerose (Gefäßverkalkung)

Bei diesen Krankheiten haben die freien Radikale eine Art Starterfunktion. Durch sie wird das Tor zum metabolischen Syndrom weit aufgestoßen. Durch die Veränderung (genauer: Oxidation) der bereits erwähnten Schaumzellen (*foam cells*) bekommen diese ihren äußerst gefährlichen und aggressiven Charakter. Sie greifen die Gefäßwände an und bereiten damit den Boden für Ablagerungen in den Blutgefäßen, was schließlich zu Verengungen im gesamten Blutgefäßsystem des Menschen führt.

Die freien Radikale haben also großen Einfluß auf die Alterungsvorgänge im Organismus. Ein völlig gesunder Organismus befindet sich in einem Fließgleichgewicht (Homöostase). Dieses zeichnet sich unter anderem dadurch aus, daß genau so viele Zellen neu gebildet werden, wie verbraucht wurden und abgestorben sind. Dieser Vorgang der kontinuierlichen geordneten Zellneubildung setzt einen völlig intakten Stoffwechsel und ein nahezu völliges Fehlen von freien Radikalen voraus.

Schon die Alten wußten: Der Tod sitzt im Darm. Das heißt, durch falsche Ernährung und Völlerei und den damit häufig verbundenen Gärungs- und Fäulnisvorgängen im Darm kommt es zu Schädigungen (Vergiftungen) des Organismus, was meist den Anfang vom Ende einläutet. Der Spruch, daß der Mensch das ist, was er ißt, müßte im Grunde heißen: Der Mensch ist, was er verdaut!

Neben der Verdauung – das wissen wir heute – spielt der gesamte Darm eine entscheidende Rolle bei der Produktion von Abwehrstoffen. Der Darm erfüllt also auch wichtige Aufgaben im Rahmen des körpereigenen Immunsystems. Die für diese vielfältigen und anspruchsvollen Funktionen zuständigen Zellen werden alle 36 Stunden komplett neu gebildet. Im Gegensatz dazu erneuern sich die roten Blutkörperchen »nur« alle 120 Tage. Die wichtigen Darmzellen sorgen dafür, daß die Verdauungssäfte und Enzyme gebildet werden, ohne die keine geordnete Verdauung und damit kein langes, gesundes Leben möglich sind.

Wenn ein Zellsystem in nur 36 Stunden vollständig erneuert wird, ist damit auch das Risiko erhöht, daß es bei den häufigen Umbauprozessen zu Fehlern kommt. Oxidativer Streß, das heißt Angriffe durch freie Radikale, können sich hier äußerst schädlich auswirken. Gerade Schädigungen an den Darmzellen, die von überragender Bedeutung für die Versorgung des Körpers mit lebenswichtigen Substanzen wie den essentiellen Aminosäuren sind, wirken sich auf das ganze System unheilvoll aus. Wenn die Darmzellen durch freie Radikale an ihrer Oberfläche und/oder sogar im Kern geschädigt werden, kann der Darm seine Aufgaben immer weniger gut erfüllen.

Auf diese Weise kommt es im Durchschnitt bei den meisten Menschen zwischen dem 50. und 60. Lebensjahr zu einer deutlichen Abnahme der Verdauungsleistung. Speziell macht sich das bei der Aufnahme der Proteine in starkem Maß bemerkbar. Klappt es mit den Verdauungsvorgängen und folglich dem Zellaufbau nicht mehr, wird das Fließgleichgewicht gestört. Der Abbau überwiegt vor den Aufbauvorgängen: *Das ist der Beginn des Alterns!*

Bei Menschen etwa ab Mitte Fünfzig fällt auf, daß die Muskulatur schwindet. Die Schultern hängen immer mehr herab, die Beine werden dünner. Der gesamte Band- und Halteapparat erschlafft – der Mensch sinkt mehr und mehr in sich zusammen. Das Fettgewebe nimmt überproportional zu. Bei den Frauen kommt es zu Osteoporose und im schlimmsten Fall zum sogenannten Witwenbuckel, eine Erkrankung, die mit großen Schmerzen verbunden ist.

Auch eine eiweißreichere, üppige Kost hilft hier nicht aus der Misere, da die Eiweißverdauung nachhaltig gestört ist. Durch die chronische Unterversorgung mit Proteinen wird die Lage mit jeder Woche prekärer. Alle wichtigen Lebensfunktionen sind nämlich von einer guten Eiweißversorgung abhängig. Doch wenn die Verdauungsleistung herabgesetzt ist, können Enzyme nicht mehr in ausreichendem Maß gebildet werden. Dies betrifft vor allem zwei der wichtigsten Enzyme des Menschen:

- die Telomerase (das »Unsterblichkeitsenzym«)
- die sogenannte ATP'ase

Beide Enzyme bestehen aus Eiweiß (Aminosäuren). Auf das »Unsterblichkeitsenzym« Telomerase kommen wir noch ausführlich zu sprechen.

Zum Verständnis der ATP'ase sollten Sie wissen, daß bei jeder körperlichen Bewegung unterschiedliche körpereigene Systeme wie die Räder in einem gut geschmierten Uhrwerk incinandergreifen. Von der Zentrale, dem Gehirn, wird der Befehl an die Funktionseinheiten gegeben. Am Muskel stehen die Mineralien Kalzium und Magnesium bereit. Kalzium steuert die Muskelkontraktion, Magnesium die nachfolgende Erschlaffung des Muskels. Von einer ausreichenden Versorgung mit diesen Mineralstoffen hängt also unter anderem ein reibungslos funktionierendes Muskelspiel ab. Sogenannte energiereiche Phosphate (ATP) bewirken diese Aktivitätsmuster. Für die permanente Bereitstellung des Motors ATP ist ein Hauptenzym zuständig: die ATP'ase.

Um die ATP'ase stets neu zu bilden und verfügbar zu halten, muß der Körper mit Proteinen (Eiweiß) höchster Qualität versorgt werden. Kommt es zu Defiziten in diesem System, ist die Muskelkoordination sofort empfindlich gestört. Da die Muskulatur selbst für ihren eigenen Bau- und Betriebsstoffwechsel Proteine braucht, werden durch eine mangelhafte Versorgung die Beweglichkeit und Leistungskraft massiv eingeschränkt. Kleinste Anstrengungen ermüden nun. Aufgrund des chronischen Erschöpfungszustandes bewegen sich die Betroffenen immer weniger. Hier erkennen wir wieder den Beginn jenes verhängnisvollen Teufelskreises, der zu vorzeitigem Altern und einem Verlust an Lebensqualität und Gesundheit führt.

Doch es gibt Auswege aus diesem Dilemma, die jedem offenstehen.

## Das antioxidative Abwehrsystem

Seit Lucys frühen Tagen entwickelte der Körper im Zuge der Evolution ausgefeilte Abwehrstrategien, um den Angriffen durch die freien Radikale nicht schutzlos ausgeliefert zu sein. Dazu gehören sogenannte enzymatische Schutzfaktoren, wobei es sich meist um Enzyme handelt, die Spurenelemente wie Kupfer, Zink und Selen enthalten. Einige dieser Enzyme sind im Körper selbst vorhanden, andere müssen über die Nahrung aufgenommen werden.

In früheren Zeiten lebten die Menschen in einer kaum durch Schadstoffe belasteten Umwelt. Der geringfügige oxidative Streß konnte vom Organismus vollkommen aufgefangen und abgewehrt werden. Das Fließgleichgewicht blieb stets gewahrt.

Heute hat sich die Situation dramatisch gewandelt. Die Bedrohungen durch Schadstoffe aus der Umwelt haben ein derart hohes Ausmaß angenommen, daß wir es über die normale Ernährung allein nicht mehr schaffen, diesen Gefährdungen wirkungsvoll zu begegnen und sie zu neutralisieren. Abhilfe muß her, und zwar sehr schnell.

Hilfe kommt in Gestalt sogenannter antioxidativer Schutzvitamine (Antioxidantien):

- Vitamin C
- Vitamin E
- Beta-Carotin (Provitamin A)

Da die freien Radikale über vielfältige Angriffsmöglichkeiten verfügen, müssen auch mehrere Antioxidantien mit ganz unterschiedlichen Wirkmechanismen und Wirkungsbereichen zusammenspielen. Nur auf diese Weise haben sie eine Chance, den Feind empfindlich zu treffen und aus dem Feld zu schlagen.

So zielt die antioxidative Wirkung von Vitamin E auf die Verhinderung der Zerstörung der Zelloberfläche (Membran). Ohne diesen Schutz käme es zu einer fatalen Kettenreaktion, die einer Zellerneuerung entgegenspielt.

Das wasserlösliche Vitamin C entfaltet hingegen seine segensreiche Wirkung im Zellinnern (Zytoplasma) und schützt gleichzeitig Membranen und Zellkern.

Das Beta-Carotin ist in den Räumen zwischen den einzelnen Zellen (Interstitium) wirksam und macht dort alles unschädlich, was die Arbeit der Zellen bedroht.

Um die Zellen und den Zellstoffwechsel vor den Attacken der freien Radikale zu bewahren, bedarf es also der Anwesenheit mehrerer Antioxidantien, die gleichzeitig ganz spezifische Schutzfunktionen übernehmen. Die Dreifachkombination der Vitamine C, E und Beta-Carotin ist bei dieser Aufgabe unschlagbar.

Sicher wird es Sie nun interessieren, ob man die freien Radikale im Blut nachweisen kann, um so die Belastung durch oxidativen Streß individuell festzustellen. Eine direkte Bestimmung des Grades an oxidativem Streß ist derzeit mit labortechnischen Mitteln zwar noch nicht möglich. Aber es gibt mittlerweile ein indirektes Verfahren, mit dessen Hilfe die Belastung gemessen werden kann und das hoch verläßliche Daten liefert: der Malondialdehyd-Test.

Bei diesem Test werden spezifische Abbauprodukte, die bei einem Übermaß an zerstörerischen freien Radikalen anfallen, nachgewiesen. Das geschieht mit Hilfe des komplizierten Verfahrens der Hochleistungsflüssigkeits-Chromatographie. Durch sie werden hauptsächlich Oxidationsprodukte aus den Fettbestandteilen von Zellmembranen und anderen reaktiven Verbindungen gemessen. Ein Wert unter 1 gilt dabei als unbedenklich. Mit wachsender Sorge, ja oft mit großem Erschrecken muß ich allerdings feststellen, daß dieser Wert inzwischen bei über 90 Prozent der in meiner täglichen ärztlichen Praxis untersuchten Patienten weit überschritten wird. Er liegt im Mittel bei über 2,5!

Nachdem bei einem Patienten eine derart hohe Belastung mit oxidativem Streß festgestellt ist, leite ich eine antioxidative Dreifachbehandlung ein und kontrolliere vier Wochen später den Therapieerfolg durch die Bestimmung des antioxidativen Index (antioxidatives Potential). Dieser bemißt sich anhand der Konzentrationen von Vitamin E, C und Beta-Carotin im Blut und dient als absolut verläßlicher Indikator für den Schutz des Organismus vor freien Radikalen. Der antioxidative Index läßt auch eine Beurteilung zu, ob die von mir entwickelte Diät, die den gefährlichen Jo-Jo-Effekt sicher umgeht (siehe ab Seite 99), störungsfrei und erfolgreich durchgeführt werden kann.

Eine überdurchschnittliche Belastung mit oxidativem Streß sollte niemals auf die leichte Schulter genommen werden. Anhand umfangreicher Studien wurde nachgewiesen, daß gehäuft Krebserkrankungen auftreten, wenn die Belastung durch oxidativen Streß eine gewisse Schwelle überschreitet. Übermächtig gewordene freie Radikale untergraben die Gesundheit eines durch umweltbedingte Belastungen und/oder durch falsche Ernährungsgewohnheiten und Suchtverhalten (Rauchen) geschwächten Menschen.

*Es steht mit an Sicherheit grenzender Wahrscheinlichkeit fest, daß freie Radikale einer der Hauptverursacher von nahezu allen bekannten Krebsleiden sind.*

Freie Radikale sind Mitverursacher des metabolischen Syndroms, und sie lassen den Menschen vorzeitig altern. Hüten Sie sich also davor, die freien Radikale zu unterschätzen. Denn wenn Sie Ihr hohes Potential an Lebensjahren ausschöpfen wollen, müssen Sie den freien Radikalen den Kampf ansagen.

## Antioxidativer Status und Tumorerkrankungen

Eine 1987 in Basel durchgeführte Studie sowie weitere weltweit durchgeführte, großangelegte epidemiologische Untersuchungen zeigten, daß die Aufnahme von antioxidativ wirksamen Substanzen wie Vitamin C, Vitamin E und Beta-Carotin bestimmten Tumorerkrankungen entgegenwirkt. Beta-Carotin schützt beispielsweise vor allen Dingen vor Lungen- und Bronchialkrebs sowie vor Magenkrebs.

Hochinteressante Ergebnisse fand man bei der Bekämpfung von präkanzerösen Veränderungen an der Mund- und Rachenschleimhaut (unter Präkanzerose versteht man Krebs im Vorstadium). In einer Studie an 24 Patienten, die an diesen Auffälligkeiten litten und die drei bis sechs Monate lang mit 30 Milligramm Beta-Carotin täglich behandelt wurden, kam es in 98 Prozent der Fälle zu einer Rückbildung dieser Veränderungen. Bei 15 Prozent verschwanden die Veränderungen vollkommen und wurden ausgeheilt.

Auch Vitamin C scheint vor Magenkrebs zu schützen. Untersuchungsreihen haben entsprechende Zusammenhänge nachweisen können. Zum großen Teil ist der krebshemmende Effekt von Vitamin C darauf zurückzuführen, daß es Nitrosamin, einen stark krebserzeugenden Stoff, der im Darm aus Nitrat gebildet wird, unschädlich macht.

In China wurden im Rahmen eines Forschungsprojekts 30 000 Menschen mit Vitamin E, Beta-Carotin und Selen behandelt. Die aktuellen Ergebnisse der Studie zeigen nach einem Beobachtungszeitraum von fünf Jahren einen Rückgang der Krebssterblichkeit um 13 Prozent.

## Antioxidativer Status und Herz-Kreislauf-Erkrankungen

Eine Reihe von epidemiologischen Untersuchungen hat ergeben, daß Personen mit hohen Werten an Vitamin C und E ein reduziertes Risiko haben, an Durchblutungsstörungen des Herzens, vor allem der Herzkranzgefäße, zu erkranken.

Bei den Herz-Kreislauf-Erkrankungen kann man also mit Sicherheit von einem außerordentlich hohen Schutzeffekt der Antioxidantien sprechen. Vor allem hochdosiertes Vitamin E scheint die Oxidation des »bösen« LDL-Cholesterins zu verhindern und es damit zu neutralisieren. Wenn im Fall eines fehlenden Schutzes von Antioxidantien das LDL unter dem Einfluß der freien Radikale oxidiert, würde es von den körpereigenen Abwehrzellen als Fremdstoff erkannt. Das führt dann zur Ausbildung der bereits erwähnten Schaumzellen. Diese Schaumzellen sind für die überaus gefährlichen (Kalk-)Ablagerungen an den Gefäßwänden verantwortlich und damit tückische Auslöser des metabolischen Syndroms.

Eine weitere wichtige Wirkung sowohl von Vitamin C als auch von Vitamin E besteht darin, daß sie offenbar das Zusammenklumpen der Blutplättchen (Thrombozyten) hemmen. Auf diese Weise wird Gefäßverschluß, (Herz-)Infarkt und Schlaganfall vorgebeugt.

# Jungbrunnen gute Verdauung

## Der Mensch ist, was er verdaut

Aus eigener Erfahrung wissen wir, daß manche Nahrung wie Blei im Magen liegt. Bereits in jungen Jahren können wir feststellen, daß unserer Verdauung nicht alles gleichermaßen zuträglich ist. Oder wir entwickeln Aversionen gegen bestimmte Lebensmittel. Wir meiden dann dauerhaft, was uns anscheinend überhaupt nicht bekommt.

Später treten dann – für die meisten wie aus heiterem Himmel – Unverträglichkeiten von bestimmten Nahrungsmitteln auf. Mit Hilfe einer leichten Diät sollen diese Verdauungsbeschwerden dann in den Griff bekommen werden. Doch auch die Schonkost ist nicht imstande, das Grundübel zu beseitigen: die eingeschränkte Verdauungsleistung aufgrund der durch die freien Radikale erzeugten Schädigung der Zellen im gesamten Verdauungstrakt.

Nehmen wir das Wort »Stoffwechsel« einmal wörtlich. Es wechseln Stoffe, also Nahrungsmittel, von einer Form in die andere. Fette, Proteine, Kohlenhydrate, Wasser werden einverleibt, transformiert, energetisch aufgeladen und dienen so dem Fortkommen und der Erhaltung des Individuums auf Erden. Das hört sich recht banal an. In Wirklichkeit verbirgt sich dahinter ein sehr differenzierter, ja höchst komplizierter Vorgang. Sehen wir ihn uns einmal genauer an, um die Spielregeln für ein langes, vitales Leben kennenzulernen und dann auch praktisch anwenden zu können.

Der gesamte menschliche Bau- und Betriebsstoffwechsel verläuft ausnahmslos *eiweißgestützt*. Das heißt, ohne die (tägliche) Zufuhr von mindestens acht überlebenswichtigen essentiellen Aminosäuren wie

- Valin
- Leucin
- Isoleucin
- Lysin
- Methionin
- Threonin
- Phenylalanin
- Tryptophan

würde der gesamte Zellneuaufbau zusammenbrechen und Schaden nehmen. Es würden sämtliche Hormone, Enzyme, Blutbestandteile, Immunkörper und Abwehrzellen, die Muskulatur, das Nervensystem (Gehirn und Rückenmark), die Knochen, der Stütz- und Halteapparat zum Untergang verdammt sein. Der Körper kann ohne diese Stoffe nicht überleben, und er kann die essentiellen Aminosäuren weder selbst bilden, noch kann er sie speichern. Sie müssen ihm mit der Nahrung permanent zugeführt werden.

## Wie ernähre ich mich richtig?

Sicher kennen auch Sie die Empfehlung, daß man sich so abwechslungsreich wie möglich ernähren sollte. Da die wenigsten genau abschätzen können, in welchem Lebensmittel wieviel von welchen Nährstoffen und in welcher Qualität enthalten ist, erscheint dieser Rat zunächst einigermaßen verständlich und sinnvoll. Doch in einer Zeit künstlich komponierter Fertignahrung voller Vitaminzusätze und Werbung für Brain-Food klingen solche Ermahnungen inzwischen ziemlich veraltet.

Es existiert außerdem zum einen kaum ein Lebensmittel, in dem alle essentiellen Aminosäuren im richtigen Mischungsverhältnis und in ausreichender Qualität enthalten ist. Zum anderen werden durch die Art der Zubereitung (Kochen, Braten, Grillen, Backen, Schmoren), durch Erhitzen und Tiefkühlen viele der empfindlichen Proteine strukturell verändert. Sie werden denaturiert. Sie besitzen nun für den Körper nicht mehr den Wert, den sie ursprünglich, das heißt in ihrem natürlichen Zustand, einmal hatten. Die meisten Lebensmittel enthalten nicht genug Aminosäuren, und diese wenigen sind oft von minderer Qualität. *Doch um fit und vital zu bleiben und sein Potential an Lebensjahren bis zum letzten Atemzug voll auszuschöpfen, bedarf es einer guten Versorgung mit Aminosäuren von bester Qualität.*

Der Wichtigkeit halber sei hier noch einmal wiederholt: Übergewicht und oxidativer Streß sind die Feinde einer optimalen Versorgung des Körpers mit Aminosäuren.

Wie Sie nun schon wissen, kommt es im Rahmen der sich aufschaukelnden Entwicklung von *Fettstoffwechselstörungen, Arteriosklerose, hohem Blutdruck und Zuckerkrankheit* (metabolisches Syndrom) und bedingt durch die ersten *Gefäßverkalkungen* schon früh, zum Teil bereits im jugendlichen Alter, zur Bildung eines abnormen Blutfarbstoffes. Dieses abnorme Hämoglobin gibt den aufgenommenen Sauerstoff nur schwer an die Gewebe ab. Da die Versorgung des Organismus mit hochwertigen Aminosäuren aber von einem hundertprozentig wirksamen Hämoglobin abhängt, treten bereits bei leichtem Übergewicht (10 Prozent über dem Normalgewicht) ernsthafte Störungen bei der Aufnahme und Verdauung von Proteinen und ihren Bausteinen, den Aminosäuren, ein.

Dieses Handicap wird durch einen jahrelang erhöhten oxidativen Streß noch vergrößert. Wir erinnern uns: Zu viele freie Radikale schädigen die Zellneubildung, speziell im Verdauungstrakt.

Halten wir noch einmal fest: Übergewicht und oxidativer Streß sind die gravierenden Hindernisse, um das genetisch vorgegebene Potential von weit mehr als hundert Lebensjahren einzulösen.

Das erste, sehr feine Signal einer Aufnahme- oder Verdauungsstörung in bezug auf die hochwertigen Aminosäuren ist das Grauwerden der Haare. Da dies schon bei relativ jungen Menschen vorkommt, ist es wohl kaum damit zu erklären, daß hier genetische Faktoren die ausschlaggebende Rolle spielen. Auch die Erklärung, daß ein großer psychischer Streß das Grauwerden ausgelöst hat, ist in der Regel nicht zutreffend.

Falls Sie glauben, einen durch Verdauungsstörungen bedingten Mangel an essentiellen Aminosäuren durch vermehrten Konsum von Eiweiß ausgleichen zu können, muß ich Sie enttäuschen. Diese Methode ist vollkommen untauglich, denn die Aufnahme der Aminosäuren durch einen aus der Balance geratenen Verdauungsapparat läßt sich nicht erzwingen. In diesem Fall würde eine höhere Aufnahme von Eiweiß (Proteinen) nur zu Fäulnis im gesamten Darmbereich, verbunden mit Übelkeit und Brechreiz oder Durchfall, führen.

Schließlich noch eine Anmerkung zur sogenannten biologischen Wertigkeit, die für eine gute Ernährung von Bedeutung ist. Sie wird definiert als diejenige Konstante, die es ermöglicht, aus 100 Gramm eines von außen zugeführten Proteingemisches 100 Gramm körpereigenes Eiweiß aufzubauen. Dieser Wert kann weit über 100 Prozent betragen, wenn pflanzliches Eiweiß mit einem geeigneten tierischen Eiweiß kombiniert wird.

## Ein ideales Lebensmittel

Lassen Sie uns gemeinsam ein Experiment machen. Spielen wir einmal Entwicklungsgeschichte der Nahrung, schreiben wir das Kapitel »Die Evolution eines neuen Nahrungsmittels«. Was muß alles in den Topf? Worin bestehen die Anforderungen an eine optimale Nährstoffzufuhr, um unter besten Bedingungen die gegebene Lebensspanne voll auszuschöpfen?

Das ideale Lebensmittel würde sich auszeichnen durch:

1. beste Anteile an pflanzlichem Protein
2. beste Anteile an tierischem Protein

3. Steigerung der biologischen Wertigkeit weit über 100 Prozent
4. ideales Mischungsverhältnis der Aminosäuren
5. Aufbereitung in idealer, körpergerechter Form
6. keinerlei Verluste bei der Verdauung
7. starke meßbare spezifisch-dynamische Wirkung auf die Schilddrüse
8. keinerlei Belastung des gesamten Verdauungstraktes
9. Möglichkeit einer hundertprozentigen Aufnahme/Verdauung auch bei bereits eingetretenen Schädigungen (durch freie Radikale und Krankheiten)
10. Überwiegen der anabolen (aufbauenden) vor der katabolen (abbauenden) Wirkung bei Personen aller Altersstufen
11. keinerlei Nebenwirkung in bezug auf allergische Reaktionen
12. äußerst geringe Kalorienzahl
13. wirkungsvolle Senkung des Cholesterinspiegels
14. stimmungsaufhellende Wirkung
15. leistungssteigernde Wirkung
16. guten Geschmack und allgemeine Verträglichkeit

Vielleicht werden Sie sagen: »Zu schön, um wahr zu sein, solch ein perfektes Nahrungsmittel kann es doch gar nicht geben.«

Irrtum. Es ist unter dem Namen *Almased Vitalkost* in jeder Apotheke erhältlich.

Gehen wir noch einmal die Liste Punkt für Punkt durch, um jede Anforderung, die von diesem Produkt erfüllt wird, zu kommentieren

*Zu Punkt 1*: Von allen pflanzlichen Eiweißträgern hat Soja mit 37 Prozent den höchsten Eiweißgehalt: Man entfernt das Fett und isoliert nur die Aminosäuren mit dem nachweisbar höchsten Anteil an biologisch aktiver Materie. Dieses Eiweiß macht zwei Drittel des Präparats aus.

*Zu Punkt 2*: Das dazu passende tierische Produkt ist die Milch. Man verfährt ähnlich wie beim pflanzlichen Eiweiß. Das so aufbereitete tierische Eiweiß macht ein Drittel des Präparats aus.

*Zu Punkt 3*: Durch diese Kombination steigt die biologische Wertigkeit weit über 100 Prozent.

*Zu Punkt 4*: Durch die Aufteilung in zwei Drittel pflanzliches und ein Drittel tierisches Eiweiß erhalten wir ein Mischungsverhältnis, das dem menschlichen Körper entgegenkommt.

*Zu Punkt 5*: Dabei sind sowohl die essentiellen als auch die nichtessentiellen Aminosäuren vollständig erhalten und nicht verändert.

*Zu Punkt 6*: Alle Aminosäuren liegen in sogenannter physiologischer Form (L-Form), das heißt linksdrehend und in Kettenform vor. Sie können so vom Körper leichter »erkannt« werden. Es kommt damit zu keinerlei Resorptionsverlusten. Alles wird vollständig aufgenommen und verdaut.

*Zu Punkt 7*: Wir bekommen bei einem Eiweißgehalt von 53 Prozent ein Höchstmaß an spezifisch-dynamischer Wirkung. Normale Lebensmittel enthalten zu geringe Mengen an geeigneten Aminosäuren in bester Qualität, außerdem ist ihr Fettgehalt viel zu hoch. Um dieselbe anheizende Wirkung auf den Stoffwechsel, das heißt auf die Schilddrüse, zu bekommen, bedürfte es einer ungeheuer großen Menge an Protein mit zu hohem Fettgehalt, die gar nicht mehr verdaut werden könnte! Noch ein Hinweis am Rande: Eines der ersten Signale des Alterns ist die Verminderung der Hormonproduktion der Schilddrüse. Dieser Vorgang wird nun verhindert, ja ins Gegenteil verkehrt.

*Zu Punkt 8*: Nach fast jeder zu kalorienreichen Mahlzeit mit zu hohem Fettgehalt kommt es etwa zwei Stunden später zu der sogenannten Verdauungsleukozytose. Das heißt, ein großer Anteil des Blutes versackt im Bauchraum. Folglich ist die Durchblutung des Gehirns herabgesetzt. Das Denken fällt nun schwer, man wird träge und schläfrig. Wertvolle Zeit wird durch die falschen Ernährungsgewohnheiten verdöst und vergeudet. Die Anforderungen an ein vitalisierendes Mittagsmahl wären: kein Versacken des Blutes im Bauch, sofortiges Einschleusen der wertvollsten Proteine in die Zellen bei optimaler Leistungskraft von Körper und Gehirn. *Almased Vitalkost* erfüllt diese Bedingungen. Das Präparat ist mit natürlichen

Honigenzymen vorfermentiert, so daß die Inhaltsstoffe unverzüglich vom Magen ins Blut und damit zu den Zellen gelangen.

*Zu Punkt 9*: Auch bei eingeschränkter Verdauungsleistung durch Alter oder Krankheit werden die Aminosäuren optimal aufgenommen.

*Zu Punkt 10*: Die aufbauende Wirkung steht im Mittelpunkt.

*Zu Punkt 11*: Da die Allergie auslösende Wirkung vom Vorhandensein der intakten Oberflächenantigene abhängig ist, diese aber bei einer reinen Aminosäurenmischung fehlen, unterbleibt diese lästige Nebenwirkung. Im Zweifelsfall nach Beratung mit dem Apotheker um eine Probe zur Verträglichkeitsprüfung bitten.

*Zu Punkt 12*: Eine komplette Tagesration enthält nur etwa 390 Kalorien.

*Zu Punkt 13*: Siehe die Informationen zur Cholesterinsenkung auf Seite 72.

*Zu Punkt 14*: Bedingt durch die konzentrierte Form und die natürliche Zubereitung kann der Körper ohne größeren Verdauungsaufwand die reine Aminosäurenlösung direkt in die Zellen einschleusen. Da zum Beispiel das Gehirn täglich bis zu einem Drittel seiner Zellsubstanz erneuert und dabei die sogenannten Wohlfühlhormone (Endorphine) und die für das seelische Gleichgewicht so überaus wichtigen Neurotransmitter wie Dopamin und vor allem das Serotonin aus der zugeführten Lösung rasch neu aufbaut, kommt es zu einer deutlichen stimmungsaufhellenden Wirkung.

*Zu Punkt 15*: Da alle Systeme ihren Tagesbedarf optimal decken können, ist sowohl die geistige als auch die körperliche Gesamtverfassung in allerbestem Zustand.

*Zu Punkt 16*: Das Präparat ist ein Pulver von neutralem Geschmack. Die Verträglichkeit ergibt sich aus der optimalen Verdaubarkeit und der positiven gesundheits- und leistungsfördernden Wirkung auf den Körper.

Aus eigener Anschauung und durch Einsatz des Mittels bei vielen diätgeschädigten Menschen und bei Patienten mit Magen-Darm-

Krankheiten weiß ich, daß die Inhaltsstoffe des Aminosäurengemisches durch die Vorverdauung (Vorfermentierung mit natürlichen Honigenzymen) ohne Verluste rasch in die Zellen gelangen. So konnte zum Beispiel bei einer Patientin, die im Koma lag, durch die Gabe von *Almased* über eine Magensonde die Versorgung der Gehirnzellen mit Eiweiß wiederhergestellt werden. Die Patientin erwachte aus dem Koma und war nach kurzer Zeit wieder ansprechbar. Diese scheinbar an ein Wunder grenzende Rettung der Mutter eines befreundeten Kollegen ist im Rahmen einer Fallstudie bestens untersucht und dokumentiert.

Wenn die Einnahme von besonders aufbereiteten Aminosäuren sogar bei schwerstkranken Menschen unmittelbar große Wirkung zeigt, wie segensreich erweist sie sich dann erst bei durchschnittlich gesunden Menschen, die »nur« an einer altersbedingten eingeschränkten Verdauungsleistung des Darmes leiden und die in den Strudel des metabolischen Syndroms und des vorzeitigen Altersabbaus geraten sind?

Noch eine weitere gute Nachricht: Im Rahmen der von mir entwickelten Diät, die den Jo-Jo-Effekt umgeht, untersuchte ich bei 100 Patienten den Cholesterinspiegel vor und nach der Diät. Die Resultate waren überwältigend. Sowohl beim Gesamtwert als auch beim Wert des »bösen« LDL-Cholesterins trat eine Senkung von bis zu 40 Prozent ein.

Das Gemisch von Aminosäuren trägt aufgrund seiner speziellen Zusammensetzung dazu bei, daß es vermehrt zur Ausscheidung von Cholesterinabkömmlingen, den neutralen und sauren Sterolen, aus dem Darm kommt. Außerdem wird die Wiederaufnahme von Cholesterin in den Darm gehemmt. Beides führt zu der drastischen Senkung eines der wichtigsten Auslöser des metabolischen Syndroms. Die Neusynthese des Cholesterins kann also wirksam verhindert werden. Keine Pille und keine Tablette der Welt ist in der Lage, auch nur annähernd etwas Ähnliches zu bewirken – schon gar nicht ohne gravierende Nebenwirkungen!

Durch die starke und meßbare spezifisch-dynamische Wirkung

des Gemischs auf die Schilddrüse kommt es bei den Hormonen zu einer vermehrten Umwandlung von $T_4$ in $T_3$. Die Schilddrüsenfunktion wird mit zweierlei Wirkung angekurbelt:

- Der Abstieg in die Fettsucht und damit ins metabolische Syndrom wird verhindert.
- Bereits vorhandenes Fett wird schnell verbrannt, ohne daß der gefürchtete Jo-Jo-Effekt eintritt.

Schließlich wird durch die nun gut funktionierende Schilddrüse verhindert, daß es zu einer frühzeitigen Leistungsminderung bei den Verbrennungsvorgängen des Körpers kommt. Das ist die optimale Ausgangsbasis für Langlebigkeit. Vorzeitige Alterungsprozesse werden wirkungsvoll unterbunden.

# Telomere – die Schlüssel für ein langes Leben

## Das »Unsterblichkeitsenzym« Telomerase

Bis spätestens zum Jahr 2005 soll das größte Abenteuer in der Geschichte der modernen Biologie, das Human-Genom-Project, das heißt die Entschlüsselung des gesamten menschlichen Erbcodes, abgeschlossen sein. Sämtliche Erbanlagen und die dazugehörigen Merkmale werden dann identifizierbar sein, und schon heute tönt es zuversichtlich von etlichen Forschern aus den USA, daß dies eine Revolution in der Erkennung und Behandlung von allen bekannten Krankheiten sei. Scheinbar ist alles ganz einfach: Man schneidet mit Hilfe eines Mikroskalpells ein winziges Stück Chromosomenfaden ab, fügt ein gesundes Teilstück an oder implantiert ein fremdartiges, besseres – und schon ist das Übel beseitigt. Die Aktienbesitzer der Pharmafirmen hören diese Verheißungen gern, denn sie profitieren bisher als einzige von diesem Forschungszweig.

Doch trotz aller kühner Prognosen ist bislang keine einzige erfolgversprechende Gen-Therapie in Sicht, die einem Patienten echte Heilung bringen könnte. Und das wird auch in den nächsten fünfzig Jahren kaum anders sein. Schlimm an solchen Versprechungen profitorientierter Wissenschaftler ist, daß sie in der gutgläubigen Bevölkerung Hoffnungen auf Heilungschancen wecken, die jeder ernstzunehmenden Grundlage entbehren. Eines hat sich in der Öffentlichkeit noch nicht herumgesprochen: Grundlagenforschung ist meist ein relativ »abgehobenes« Unterfangen, das sich selbst genügt. Die therapeutische Umsetzung der Erkenntnisse steht auf einem ganz anderen Blatt.

Doch konzentrieren wir uns auf unser Thema Langlebigkeit, und wenden wir uns den Telomeren zu. Das sind die Abschnitte der Chromosomen, auf denen die biologische Uhr tickt und wo das berühmte »Unsterblichkeitsenzym«, die Telomerase, seine Heimat hat.

Der Mensch verfügt über 46 Chromosomen, auf denen die Bausubstanz, die Desoxyribonukleinsäure (DNS), die genetische Matrix bildet. Die DNS gleicht einer Doppelspirale. Dort sind die Erbanlagen, die Gene, fixiert. Sie befinden sich auf jedem Chromosom immer am gleichen Ort.

Beispiel: Eines der Gene, das für die Entwicklung von Fettsucht (Obesitas) verantwortlich ist, findet sich auf dem Chromosom Nummer 7, und zwar auf dem Gen-Platz (Locus) Nummer 31. Sein wissenschaftliches Kürzel lautet also: Ob-Gen 7q31. Es ist unter anderem für die Ausprägung des Fettgewebehormons Leptin verantwortlich. Dieses steht wiederum über einen Rückkoppelungsmechanismus mit dem Adipostaten in direkter Verbindung. Wir haben hier einen der Hauptregelkreise, der bei einem Menschen Fettsucht hervorbringt und fortbestehen läßt.

Doch weitaus interessanter und von größtem Interesse in bezug auf die Lebenserwartung eines Menschen sind die sogenannten Telomere (»Endstücke«). Sie bestehen aus sich wiederholenden DNS-Abfolgen (Sequenzen), die jeweils am Ende der Chromosomen gelegen sind.

Man weiß heute mit hundertprozentiger Sicherheit, daß diesen Telomeren die Aufgabe zufällt, die Teilungshäufigkeit einer jeden einzelnen Zelle oder eines Zellverbandes zu steuern. Die Zellteilung findet jeweils nur im Zellkern statt und ist von zwei entscheidenden Faktoren abhängig:

- vom ausreichenden Vorhandensein des »Unsterblichkeitsenzyms« Telomerase
- von einem störungsfreien Ablauf der äußerst empfindlichen Teilungsphase (Mitose), die allerdings bei den meisten Menschen durch zu viele Treffer der freien Radikale nachhaltig gestört und beeinträchtigt wird

Bei jeder Zellteilung verkürzen sich die Telomere ein kleines Stück. So bestehen die Chromosomen-Enden bei der Geburt noch aus 15 000 Basenpaaren von sogenannten TTAGGG-Sequenzen (siehe Abbildung). Doch die Telomere verlieren bei jeder Zellteilung zwischen 25 und 200 Basenpaare.

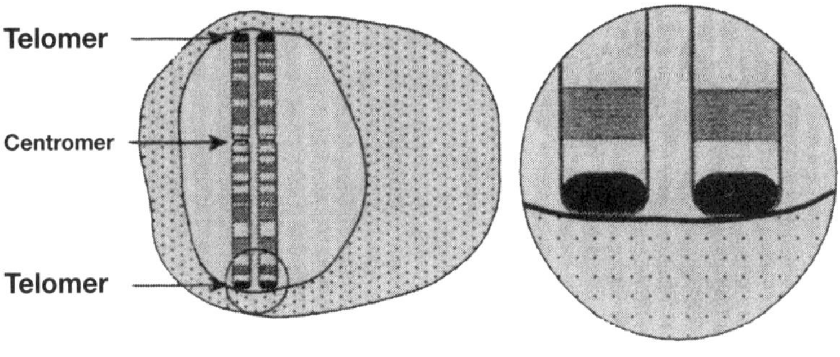


**Telomere bestehen aus sich wiederholenden Sequenzen von TTAGGG**

Quelle: Bayer AG

Es versteht sich dabei von selbst, daß sich dieser Vorgang nicht beliebig oft wiederholen kann. Irgendwann ist er erschöpft. Sind die Telomere sehr kurz geworden und haben eine kritische Marke erreicht, verliert die Zelle ihre Teilungsfähigkeit und beginnt definitiv zu altern.

Der Vorgang erinnert an eine brennende Kerze, deren Docht immer kürzer wird, bis die Flamme schließlich erlischt. Allerdings besteht immer die Möglichkeit, die Kerze in Ruhe ganz langsam abbrennen zu lassen – oder sie im Wind flackernd rasch zum Verlöschen zu bringen. In diesem Buch finden Sie im zweiten Teil praktische Tips, um Ihre eigene Lebenskerze sorgsam zu hüten und lange hell strahlen zu lassen.

In der Medizin wird das Phänomen einer vorzeitigen Vergreisung als Progerie bezeichnet. In diesem Extremfall brennt die Kerze in raschem Tempo ab, so daß der Betroffene frühzeitig altert und keine große Lebenserwartung hat. Als mögliche Ursachen kommen in Frage:

- Die Telomere sind überhaupt nicht oder nur unzureichend angelegt.
- Die Betroffenen verfügen über keinen Schutz gegenüber den freien Radikalen.
- Das »Unsterblichkeitsenzym«, die Telomerase, ist defekt, zu schwach angelegt oder arbeitet in zu hohem Tempo.

Sehr wahrscheinlich sind alle drei Ursachen mit beteiligt, wenn es zu vorzeitiger Alterung kommt.

Ganz bestimmte Zellen, die für das Überleben des Organismus von entscheidender Bedeutung sind, hat die Natur mit einem höheren Grad an Teilungsfähigkeit und Telomerase-Aktivität ausgestattet. Dazu gehören

- die Keimzellen, denn sie dienen dem höchsten biologischen Prinzip: der Fortpflanzung
- die Zellen (Krypten) im gesamten Verdauungstrakt (siehe auch Seite 65 f.)
- die Stammzellen (Basalzellen) der Haut
- die Zellen des gesamten blutbildenden Systems (Bildung roter und weißer Blutkörperchen)

Machen wir uns diesen Sachverhalt an einem Beispiel deutlich: Die roten Blutzellen haben beim Menschen eine mittlere Lebensdauer von etwa drei Monaten. Gehen wir einmal davon aus, daß sie bei jeder Teilung von den 15 000 ursprünglich angelegten Basenpaaren etwa 25 Basenpaare verlieren, so ergibt sich folgende Rechnung:

Verbrauch an Basenpaaren
in 1 Jahr: 100
in 10 Jahren: 1000
in 100 Jahren: 10 000
in 150 Jahren: 15 000

*Damit wird deutlich, daß die menschliche Lebensdauer durchaus 120 Jahre betragen kann.*

In der Wissenschaft unterscheidet man heute zwischen zwei Theorien zum Ablauf von Alterungsprozessen.

- *Verschleißtheorie:* Infolge des jahrelangen Beschusses der Zellen durch die freien Radikale, wodurch sowohl die Zellwände als

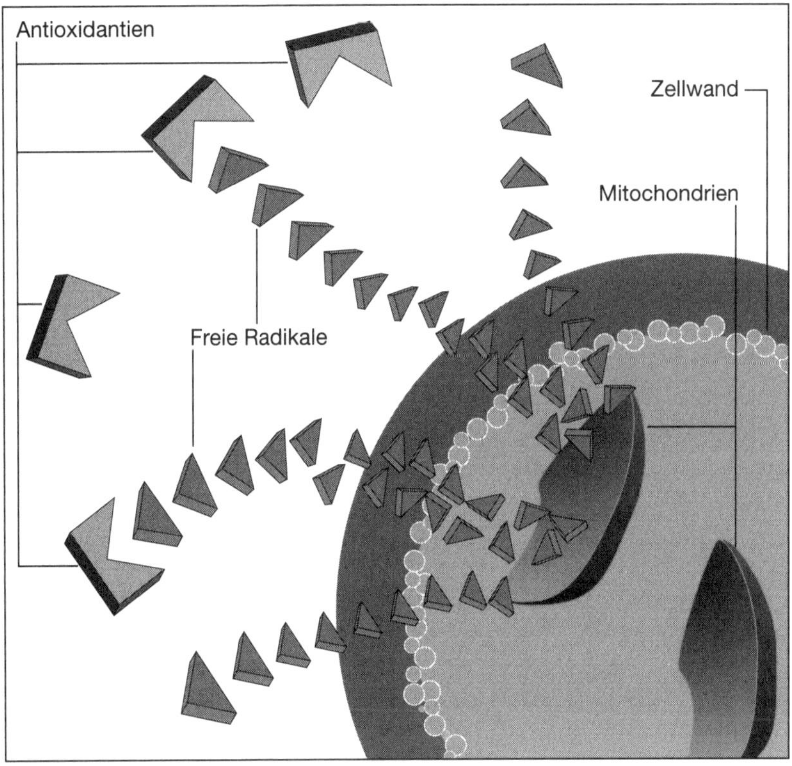


**Die Zelle altert durch chemischen Verschleiß** *In den Mitochondrien, den Energiefarbriken der Zellen, entstehen beim Stoffwechsel aggressive Substanzen. Diese sogenannten freien Radikale schädigen die Erbsubstanz in den Mitochondrien. Sie greifen außerdem die Zellwände an. Dadurch wird die Zelle im Alter funktionsunfähig. Körpereigene Gegenmittel, die Antioxidantien, können die freien Radikale unschädlich machen.*

auch der Zellkern geschädigt werden, destabilisieren sich die Teilungsvorgänge. Die Zellteilung gerät aus dem Takt. Es bilden sich zudem fremde Klone (Mutanten). Schließlich entarten die Zellen krebsartig.
- *Programmtheorie:* Hierbei stehen die genetisch vorgegebenen Alterungsprozesse im Mittelpunkt. Je nach genetischer Anlage tickt die Lebensuhr schneller oder langsamer, wobei nur das Enzym Telomerase eine beschleunigte Zellteilung und damit einen beschleunigten Alterungsprozeß aufhalten kann.

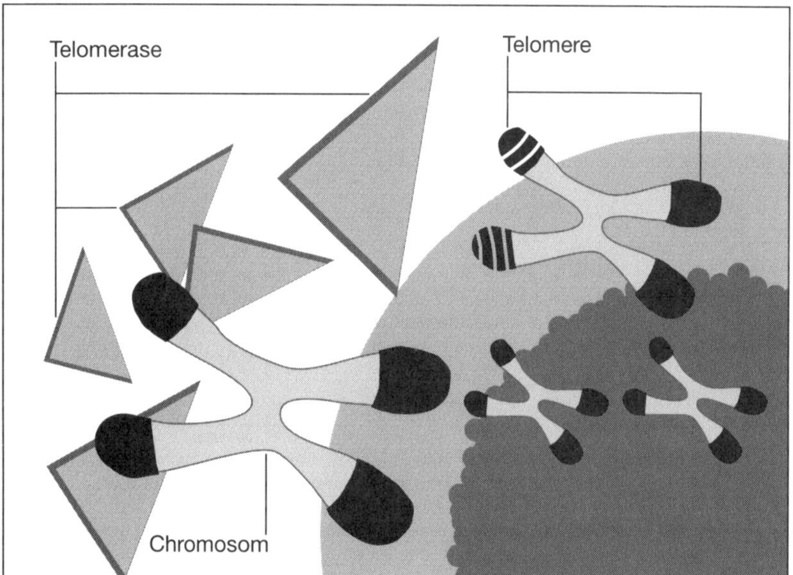


***Die Zelle altert nach einem Genprogramm*** *An den Endstücken der Chromosomen, den Telomeren, tickt eine Lebensuhr: Bei jeder Zellteilung werden sie ein Stück kürzer. Wenn sie aufgebraucht sind, stirbt die Zelle. Der Eiweißstoff Telomerase kann diesen Prozeß aufhalten.*

Der Vollständigkeit halber muß noch gesagt werden, daß unser bisher so hochgelobtes »Unsterblichkeitsenzym« Telomerase in Tumoren, also bei Krebs, vom braven Lämmchen zum unberechenbaren

Tiger mutiert. In gesunden Zellen handelt die Telomerase stets im Sinn des Gemeinwohles und bleibt folgsam und äußerst diszipliniert. In Krebsgeschwulsten kehrt sich ihre Wirkung jedoch ins Gegenteil um. Nun stabilisiert das Enzym die Chromosomen der Tumorzellen und erhält damit die Länge der Telomere. Es ermöglicht so den Krebszellen, sich endlos zu teilen und zu vermehren.

Doch über diese überschießenden Aktivitäten der »Raubtier-Telomerasen« sollen sich die Grundlagenforscher ihren Kopf zerbrechen. Uns interessiert dieser Aspekt hier nur am Rand. Außerdem haben wir im Rahmen unseres *Forever-Young*-Programms mit einen äußerst wirkungsvollen Verteidigungswall gegen Krebserkrankungen aufzuwarten, bei dem es garantiert nicht so leicht zu Einbrüchen kommt.

## Das metabolische Potential, die metabolische Uhr

Seit den Anfängen der modernen Biologie hat die Forscher immer wieder interessiert, wie alt die einzelnen Spezies werden und ob sich aus den maximalen Lebensspannen irgendwelche Rückschlüsse auf die Ernährungsgewohnheiten, die Größe, die Umgebung, das Klima usw. ziehen lassen.

So hat man herausgefunden, daß es für jede einzelne Tierart bis hinauf zur »Krone der Schöpfung«, dem Menschen, ziemlich verläßliche Daten zum sogenannten metabolischen Potential gibt. Unter dem metabolischen Potential versteht man den angeborenen lebenslangen Grundbedarf an Kalorien. Das muß nicht immer heißen, daß bei jeder Art eine bestimmte Summe angelegt ist. Beim Menschen beträgt der Grundbedarf ziemlich genau 800 Kalorien pro Gramm Körpergewicht. Ein 80 Kilogramm schwerer Mensch kann demnach im Laufe seines Lebens 64 Millionen Kalorien »verheizen«. Es kommt nun darauf an, wie klug ein Mensch mit dieser Vorgabe umgeht. Verschleudert er sie in kürzester Zeit, oder achtet er darauf, daß sie für ein langes Leben reicht?

Eine Maus hat zum Beispiel ein durchschnittliches metabolisches

| kg \ kcal | 1000 | 1100 | 1200 | 1300 | 1400 | 1500 | 1600 | 1700 | 1800 | 1900 |
|---|---|---|---|---|---|---|---|---|---|---|
| 50 | 110 | 100 | **91** | 84 | 78 | 73 | 69 | 65 | 61 | 58 |
| 55 | 121 | 110 | 101 | **93** | 86 | 80 | 75 | 71 | 67 | 63 |
| 60 | 132 | 120 | 110 | 101 | **94** | 88 | 82 | 77 | 73 | 69 |
| 65 | | 130 | 119 | 110 | 102 | 95 | **89** | 84 | 79 | 75 |
| 70 | | | 128 | 118 | 110 | 102 | 96 | **90** | 85 | 81 |
| 75 | | | 137 | 126 | 117 | 110 | 103 | 97 | **91** | 87 |
| 80 | | | | 135 | 125 | 117 | 110 | 103 | 97 | **92** |
| 85 | | | | | 133 | 124 | 116 | 110 | 104 | 98 |
| 90 | | | | | | 132 | 123 | 116 | 110 | 104 |
| 95 | | | | | | 139 | 130 | 123 | 116 | 110 |
| 100 | | | | | | | 137 | 129 | 122 | 115 |
| 105 | | | | | | | | 135 | 128 | 121 |
| 110 | | | | | | | | | 134 | 127 |
| 115 | | | | | | | | | | 133 |
| 120 | | | | | | | | | | 138 |

Potential mitbekommen. Ihr Stoffwechsel (Herz, Kreislauf, Verbrennungsvorgänge) läuft, wie es für diese Spezies typisch ist, jedoch stets auf Hochtouren. Sie überzieht dadurch ständig ihr Konto und lebt sozusagen pausenlos in Saus und Braus. Eine Maus besitzt folglich nur eine kurze Lebenserwartung.

Ganz anders hingegen eine Schildkröte oder ein Bär: Hier laufen die normalen Stoffwechselvorgänge in einem lebenslangen Schongang. Die Schildkröte bewegt sich im Kriechtempo durchs Leben. Sie wird uralt, weil sie ihren Grundumsatz auf unterster Stufe hält. Der Bär zieht sich jedes Jahr sechs Monate lang zum Winterschlaf zurück; sein Stoffwechsel läuft dann auf Sparflamme. Auch er wird alt.

Aus dem metabolischen Potential läßt sich je nach täglich,

| 2000 | 2100 | 2200 | 2300 | 2400 | 2500 | 2600 | 2700 | 2800 | 2900 | 3000 |
|---|---|---|---|---|---|---|---|---|---|---|
| 55 | 52 | 50 | 48 | | | | | | | |
| 60 | 57 | 55 | 52 | 50 | 48 | | | | | |
| 66 | 63 | 60 | 57 | 55 | 53 | 51 | 49 | | | |
| 71 | 68 | 65 | 62 | 59 | 57 | 55 | 53 | 51 | 49 | 48 |
| 77 | 73 | 70 | 67 | 64 | 61 | 59 | 57 | 55 | 53 | 51 |
| 82 | 78 | 75 | 72 | 69 | 66 | 63 | 61 | 59 | 57 | 55 |
| 88 | 84 | 80 | 76 | 73 | 70 | 67 | 65 | 63 | 61 | 58 |
| **93** | 89 | 85 | 81 | 78 | 75 | 72 | 69 | 67 | 64 | 62 |
| **99** | **94** | **90** | 86 | 82 | 79 | 76 | 73 | 71 | 68 | 66 |
| **104** | **99** | **95** | **91** | 87 | 83 | 80 | 77 | 74 | 72 | 69 |
| **110** | **104** | **100** | **95** | **91** | 88 | 84 | 81 | 78 | 76 | 73 |
| **115** | **110** | **105** | **100** | **96** | **92** | 89 | 85 | 82 | 79 | 77 |
| **121** | **115** | **110** | **105** | **101** | **96** | **93** | 89 | 86 | 83 | 80 |
| **126** | **120** | **115** | **110** | **105** | **101** | **97** | **93** | **90** | 87 | 84 |
| **132** | **125** | **120** | **114** | **110** | **105** | **101** | **97** | **94** | **91** | 88 |

wöchentlich oder monatlich verbrauchten Kalorien die metabolische Uhr, das heißt die Anzahl der Lebensjahre berechnen. Was das für Sie persönlich heißt, können Sie mit Hilfe der Tabelle oben überprüfen. Vielleicht wird Ihnen anhand dieser Zusammenhänge deutlich, daß es sehr wohl in Ihrer Hand liegt, in guter Gesundheit ein hohes Lebensalter zu erreichen. Genauso liegt es in Ihrer Verantwortung, alle guten Ratschläge zu mißachten und durch einen falschen Lebensstil die eigene Lebensuhr schneller ticken zu lassen. Hier eine kurze Anleitung zum Lesen der Tabelle:

***Fette Zahlen:*** optimales Lebensalter bei nahezu Grund- bzw. Ruheumsatzbedingungen

***Halbfette Zahlen:*** maximal erreichbares Lebensalter bei reduzierter Kalorienaufnahme
*Magere Zahlen:* deutlich eingeschränkte Lebenserwartung bei fortgesetzter überhöhter Kalorienaufnahme

Erinnern Sie sich, was Sie weiter vorn über die Rattenversuche erfahren haben: Die Ratten, die täglich eine drastisch kalorienreduzierte Kost bekamen, wurden doppelt so alt wie ihre im Überfluß lebenden Artgenossen. Und spätestens nach der Lektüre des Kapitels »Das metabolische Syndrom« ab Seite 45 wissen Sie, daß schon bei geringstem Übergewicht das Risiko steigt, krank zu werden und vorzeitig zu sterben. Das richtige Gewicht ist also ein entscheidender Faktor, wenn es darum geht, ein langes Leben zu verwirklichen.

Die Tabelle listet in der linken Randspalte Angaben zum Gewicht in Kilogramm nach Body-Mass-Index auf (die BMI-Liste finden Sie auf Seite 87).

Dazu ein Beispiel: Sie sind männlich, 1,80 m groß und wiegen 75 kg. Nach der bekannten Formel müssen Sie Ihr gegenwärtiges Gewicht durch das Quadrat Ihrer Größe (1,80 x 1,80 = 3,2) teilen und kommen so auf die Gleichung:

75 : 3,2 = 23.

Ihr BMI entspricht dem mittleren Bereich und ist somit in Ordnung. Im Fall von Übergewicht sollten Sie unverzüglich nach der Methode des Buches, also unter Vermeidung des Jo-Jo-Effekts, abnehmen (siehe auch Seite 98).

Wenn Sie wie im Beispiel Ihr Idealgewicht bereits halten, können Sie von der Gewichtsangabe auf der linken Randspalte auf derselben Linie nach rechts bis zu der fettgedruckten Zahl mitten in der Tabelle gehen. Dann gehen Sie von dort geradewegs nach oben zur Zeile mit den Kalorienzahlen. Sie haben nun die Antwort auf die Frage gefunden »Wie alt werde ich, wenn ich mein Idealgewicht halte und eine bestimmte Kalorienzahl pro Tag verbrauche?«. In diesem Fall beträgt das Alter 91 Jahre bei einem durchschnittlichen Verbrauch von 1800 Kalorien pro Tag. Sind Sie damit fürs erste zufrieden?

Doch das ist nicht alles. Gehen Sie nun von der fettgedruckten Zahl auf der Linie Ihrer Gewichtsangabe nach links. Die letzte Zahl in der Tabelle zeigt Ihnen Ihr maximales Lebensalter. In unserem Beispiel 137 Jahre! Allerdings ist dieses wunderbar hohe Lebensalter nur zu erreichen, wenn der durchschnittliche Verbrauch pro Tag nicht mehr als 1200 Kalorien beträgt.

Sind Sie jetzt auch für eine unerfreuliche Nachricht bereit? Gehen Sie von Ihrer Gewichtsangabe nach rechts in den Bereich der mageren Zahlen, von »Medizynikern« auch der Bereich des Selbstmordes mit Messer und Gabel genannt, und schauen Sie wieder nach oben. Bei 2500 Kalorien pro Tag ist die durchschnittliche Lebenserwartung schon deutlich gesunken. Im Fall unseres Beispiels auf nur noch 66 Jahre. Bei 3000 Kalorien pro Tag schließlich droht massiv das metabolische Syndrom, das die Lebenszeit dramatisch verkürzt.

Doch keine Angst – Sie müssen sich nicht sofort eine Kalorientabelle kaufen und sklavisch jeden Morgen Ihren Gesamtkalorienbedarf errechnen und zurechtmischen. Im Kapitel »*Forever Young – das Altern besiegen*« zeige ich Ihnen genügend Tricks und Tips, wie Sie es ohne große Mühe meistern, Ihre metabolische Uhr permanent zurückzudrehen.

## Der Body-Mass-Index

Die Tabelle auf Seite 87 hilft Ihnen, Ihr Idealgewicht zu ermitteln. Das bezogen auf die Körpergröße zuträgliche Gewicht ist ein entscheidend wichtiger Faktor, um das Ziel zu erreichen, ein langes Leben lang gesund und fit zu bleiben. Sie ermitteln Ihr Idealgewicht, um es im Rahmen einer eventuell fällig werdenden Reduktionsdiät, wie sie ab Seite 99 erklärt wird, anzustreben. Und Sie benutzen den Wert, um in der Tabelle auf den Seiten 82 f. Ihr metabolisches Potential zu ermitteln.

Zwei Dinge müssen Sie in puncto Idealgewicht im Auge behalten:

- einen Bereich innerhalb des BMI (bei Männern 23, bei Frauen 21; er wird errechnet, indem Sie Ihr Gewicht durch das Quadrat Ihrer Körpergröße teilen, siehe Beispiel auf Seite 84)
- und Ihr Wohlfühlgewicht, das heißt ein Gewicht im Rahmen des BMI, bei dem Sie sich fit und vital fühlen.

Ein weitverbreiteter Irrtum ist, daß das Idealgewicht höher liegt, wenn jemand »schwere Knochen« habe. Doch es gibt weder schwere noch leichte Knochen! Ein zu hohes Körpergewicht geht stets eindeutig auf zu dicke Speckpolster zurück. Alles andere ist eine schlechte Ausrede.

Der Body-Mass-Index (Körpermassenindex) oder kurz BMI ist keine neumodische Erfindung, sondern eine seit Jahren in der Medizin gebräuchliche Methode. Im Gegensatz zu dem sehr ungenauen Broca-Index gibt der BMI sehr viel präzisere Werte auch für besonders kleine oder große Menschen vor.

Nach den Bestimmungen der Weltgesundheitsorganisation (WHO) wird er nach folgender Formel errechnet:

$$\text{BMI} = \frac{\text{Körpergewicht (in kg)}}{\text{Körpergröße x Körpergröße (in m)}}$$

Es gelten folgende Richtwerte:

| | Männer | Frauen | |
|---|---|---|---|
| **BMI** | < 18 | < 17,5 | Untergewicht (Anorexie) |
| | 20 – 25 | 19 – 24 | Normalgewicht |
| | 25 – 29 | 24 – 29 | Übergewicht (Grad I) |
| | 30 – 34 | 30 – 34 | Fettsucht (Grad IIa) |
| | 35 – 39 | 35 – 39 | Fettsucht (Grad IIb) |
| | > 40 | > 40 | extreme Fettsucht (Grad III) |

**Body-Mass-Index**

Das ideale Gewicht, um ein maximal hohes Lebensalter zu erreichen:

| | Körpergewicht (kg) | |
|---|---|---|
| **Körpergröße (cm)** | **Männer** | **Frauen** |
| 144 | | 44 |
| 146 | | 45 |
| 148 | | 46 |
| 150 | | 48 |
| 152 | | 49 |
| 154 | 54 | 50 |
| 156 | 56 | 52 |
| 158 | 58 | 53 |
| 160 | 60 | 55/56 |
| 162 | 61 | 56 |
| 164 | 63 | 57/58 |
| 166 | 64/65 | 59 |
| 168 | 66 | 60 |
| 170 | 67/68 | 62 |
| 172 | 69 | 63 |
| 174 | 70/71 | 65 |
| 176 | 72 | 66 |
| 178 | 74 | 68 |
| 180 | 76 | 69 |
| 182 | 77/78 | 71 |
| 184 | 79/80 | 72/73 |
| 186 | 81 | 74 |
| 188 | 82/83 | 75/76 |
| 190 | 84/85 | 77 |
| 192 | 86 | |
| 194 | 88 | |
| 196 | 90 | |

Auf Idealwerte (Männer: BMI 23, Frauen: BMI 21) berechnet.

*Krankes, fettes Deutschland*

An Übergewicht leiden 50 Prozent aller Deutschen! Das heißt, ihr BMI beträgt mehr als 25. An den verschiedenen Stadien der Fettsucht (BMI > 30) sind in Deutschland etwa 16 Prozent der Bevölkerung erkrankt. Ein Prozent der deutsche Bevölkerung leidet gar an extremer Fettsucht (BMI > 40). In den USA sind es sogar 10 Prozent, und die Gefahr besteht, daß sich diese amerikanischen Verhältnisse, wie viele andere Trends auch, bald in Deutschland zeigen.

Jeder zweite, der heute in Deutschland vorzeitig in Ruhestand tritt, ist fettsüchtig und an mindestens einer Variante des metabolischen Syndroms erkrankt. Das heißt zum Beispiel:

- 80 Prozent aller Typ-IIb-Zuckerkranken sind fettsüchtig.
- 50 Prozent aller Hochdruckkranken sind fettsüchtig.

Nach vorsichtigen Schätzungen betragen die Kosten der durch die Fettsucht bedingten Krankheiten für unser Gesundheitssystem etwa 35 Milliarden Mark pro Jahr. Wenn man das auf das »Vollbild« des metabolischen Syndroms überträgt und alle damit verbundenen Kosten ausrechnet, kommt man auf die unvorstellbar hohe Summe von 120 Milliarden Mark pro Jahr!

Nicht umsonst sieht die Weltgesundheitsorganisation in der Bekämpfung des metabolischen Syndroms eine der wichtigsten Aufgaben im nächsten Jahrhundert. Auch Sie selbst sollten dem metabolischen Syndrom den Kampf ansagen. Alle Bemühungen, die darauf abzielen, ein Normal- und damit Idealgewicht zu erreichen und zu halten, sind ein erster wichtiger Schritt in Richtung Gesundheit, Vitalität und jugendliche Frische bis ins hohe Alter.

## Gesund bleiben und alt werden

### *Im Fließgleichgewicht bleiben*

Ist der Mensch gesund, halten sich Aufbau (Anabolismus) und Abbau (Katabolie) die Waage, es herrscht dann ein harmonisches Fließgleichgewicht (Homöostase).

Tritt eine Disharmonie ein, etwa durch eine Infektionskrankheit, eine Zahnfleischentzündung oder einen Sonnenbrand, versucht der Körper das Ausmaß der Schädigungen in Grenzen zu halten. Er beginnt seine Reparaturmaßnahmen und setzt alles daran, den Gleichgewichtszustand wieder vollkommen herzustellen. Gelingt das, dann sprechen wir erleichtert von Heilung (*Restitutio ad integrum*).

Nehmen wir zum Beispiel einen banalen Infekt. Durch die gebildeten Antikörper werden die Viren/Bakterien vernichtet. Die Gefahr ist nach einer gewissen Zeit gebannt, und der Körper erleidet keinen Schaden. Bei einer erneuten Heimsuchung mit den gleichen Keimen ist der Körper sogar gegen sie immun und wird nicht mehr krank.

Doch oft gelingt keine vollständige Ausheilung, und der Allgemeinzustand pendelt sich auf einem niedrigeren Niveau ein. Dieses Ergebnis wird als sogenannte Defektheilung (*Restitutio ad defectum*) bezeichnet.

Zum Beispiel bleibt nach einem Herzinfarkt eine mehr oder weniger deutliche, die Funktion des Organs einschränkende Narbe am Herz zurück. In diesem Fall kann keine vollständige Heilung eintreten, da die Narbe nicht verschwinden wird. Es bleibt etwas zurück. Die meisten Operationen können im übrigen nicht mehr leisten als eine Defektheilung.

Die Reparaturmechanismen mit dem Ziel, die Gesundheit wieder vollkommen herzustellen, werden aus dem Zellkern heraus gesteuert und sind auf das Duo

- intakte Telomerase
- funktionsfähige Telomere

dringend angewiesen.

Um nicht in den Zustand des chronischen Defektes zu geraten und damit vorzeitige Alterungsprozesse auszulösen, bedarf es also

- eines wirkungsvollen »Streß-Managements« in bezug auf die Angriffe durch freie Radikale
- eines schlanken Körpers (mittlerer BMI)
- einer bis ins hohe Alter optimal funktionsfähigen Verdauung und damit optimalen Versorgung mit den lebenswichtigen Aminosäuren (Eiweiß)

## *Vorzeitiges Altern*

Die jugendliche Zelle ist elastisch und steuert ihren Wasserhaushalt und Stoffwechsel weitgehend autonom. Dabei wechseln sich ständig Phasen des Überflusses mit denen der Dürre und Trockenheit ab. Die Zelle befindet sich bei diesem Auf und Ab aber stets im Zustand des Fließgleichgewichtes.

Der Stoffwechsel vollzieht sich über winzig kleine Poren in der Zellmembran. Wie schon beschrieben, trifft der »Meteoritenschwarm« der freien Radikale zuerst auf die Membran. Wenn das Bombardement durch die freien Radikale zu groß wird, versagen die Reparaturmechanismen der Zelle. Die Poren verkleben, die Zelle nimmt Schaden und altert. Sie erstickt dann im eigenen Müll. Wasser kann nicht mehr in ausreichendem Maß hineingeschleust werden. Die Zelle schrumpelt ein und wird in ihrem Innern gallertartig eingedickt. Die feinen Stoffwechselprozesse kommen zum Erliegen.

## *Ab wann ist man alt?*

»Alt bin ich mit sechzig oder siebzig«, werden Sie vielleicht sagen. Weit gefehlt! Was vor ein paar Jahren noch niemand für möglich gehalten hätte, ist heute bereits traurige Wirklichkeit: Sogar Kinder sind in hohem Maß vom metabolischen Syndrom befallen und in jungen Jahren schon erschreckenden Alterungsprozessen ausgeliefert.

In einer Gesellschaft, in der das meiste auf einfachen Knopfdruck zu erledigen ist, nimmt der natürliche Bewegungsdrang immer mehr ab. Das läßt sich inzwischen sogar an den Kindern beobachten. Pädagogen sprechen in diesem Zusammenhang von »Bewegungskrüppeln«. Damit sind Kinder gemeint, die die einfachsten Übungen, wie schnell auf einer geraden Linie gehen oder mit dem Ball auftippen und durch die Turnhalle laufen, nicht mehr beherrschen.

Wenn bei den Kleinsten Bewegungsmangel und Überernährung zusammenkommen, droht auch ihnen der Einstieg ins metabolische Syndrom, wie wir es von den Erwachsenen kennen. Die Stufen sind bekannt: Fettstoffwechselstörungen, Arteriosklerose, hoher Blutdruck, Zuckerkrankheit. Ich selbst behandle in meiner Praxis vermehrt übergewichtige Kinder, die ohne professionelle Hilfe aus diesem Teufelskreis nicht wieder heil herauskommen würden.

Wenn Übergewicht und Bewegungsarmut zusammentreffen, können sich auch schon am zarten Gefäßsystem eines Kindes Kalkablagerungen und ein abnormes Hämoglobin bilden (siehe auch Seite 49). Die essentiellen Aminosäuren können dann nur noch eingeschränkt verdaut werden, das Fließgleichgewicht ist nicht mehr gewahrt, der oxidative Streß beschleunigt dieses Geschehen noch um ein Vielfaches – eine Katastrophe bahnt sich an.

Aufgrund des meist fehlenden Leidensdruckes bei den Betroffenen wird der bedrohliche Zustand nicht in seiner Grausamkeit und lebensverkürzenden Wirkung wahrgenommen. Zudem haben die Ärzte keine geeigneten, wirksamen präventiven Gegenstrategien zur Hand. Ja, oft ist man versucht zu glauben, daß einige in dieser Explosion der Wohlstandskrankheiten fette Pfründe sehen, die auf Dauer das eigene Überleben und Fortkommen bestens sichern. Von den Interessen der Pharmaindustrie ganz zu schweigen. Gesunde Ernährung und der lustvoll betriebene Sport werden dabei ganz klein, die Medikamenteneinnahme hingegen wird ganz groß geschrieben. Das metabolische Syndrom wird damit letztlich zur Normalität erklärt und mit einem Achselzucken bedacht. Doch müssen wir hier ansetzen, wenn es uns gutgehen soll, wenn wir unser Leben genießen und alt werden wollen.

Sie selbst können etwas für Ihr Wohlbefinden tun und sich Ihren jugendlichen Schwung bewahren. Inzwischen haben Sie eine Menge Wissen zum Thema Jung- und Gesundbleiben sammeln können. Machen wir uns jetzt daran, dieses Wissen in die Praxis umzusetzen.

## Forever Young – das Altern besiegen

Wir alle wollen alt werden, doch niemand will alt sein und sich verbraucht fühlen. Um Lebensjahre zu gewinnen und dem Alter zu trotzen, können Sie aktiv etwas für sich tun. Es liegt zum großen Teil in Ihrer Hand, für das eigene Wohlbefinden zu sorgen. Machen Sie deshalb mit bei *Forever Young*, dem wirkungsvollen Programm für Vitalität und Langlebigkeit.

Stellen Sie sich vor, daß Sie an einer Wegkreuzung stehen. Um die Straße, die zur Langlebigkeit führt, zu finden, müssen Sie nur folgende drei Warntafeln beachten:

- Übergewicht
- oxidativer Streß
- falsche Ernährung und schlechte Verdauung

Positiv formuliert: Folgen Sie unbedingt den Wegweisern

- Schlankheit
- Schutz vor freien Radikalen
- bekömmliche Ernährung und gute Verdauungsleistung

Wenn Sie in dieser Richtung aktiv werden, erreichen Sie ein hohes Alter, ohne sich alt zu fühlen. Um sicher auf der Straße der Langlebigkeit und Gesundheit entlangzuspazieren, helfen Ihnen das Schlankheits- und Bewegungsprogramm, das Schutzprogramm gegen freie Radikale, das Ernährungsprogramm und das Anti-Streß-Programm von *Forever Young*.

## Das Schlankheits- und Bewegungsprogramm

Schlankheit gut und schön, und dünner werden wollte ich schon immer – doch wie erreiche ich mein Idealgewicht?

Stürzen Sie sich zu diesem Zweck besser nicht in den Dschungel der Modediäten und Hungerkuren. Um überflüssige, belastende Pfunde loszuwerden und so die erste wichtige Grundlage für Langlebigkeit zu schaffen, sollten Sie lieber eine sichere, hunderttausendfach erprobte und medizinisch untermauerte Methode anwenden: die Markert-Diät. Sie wurde im Rahmen einer wissenschaftlichen Studie untersucht und dokumentiert.

Zur Abschreckung vor den üblichen Abmagerungskuren mit ihren tückischen Fallen für Gesundheit und Wohlbefinden will ich an dieser Stelle noch einmal ausführlich auf den berüchtigten Jo-Jo-Effekt eingehen. Er durchkreuzt nicht nur alle Versuche, langfristig das Idealgewicht zu halten, sondern er schadet auch massiv der Gesundheit.

Was passiert in Ihrem Körper, wenn Sie sich ohne professionelle Hilfe, also in Eigenregie auf den langen und beschwerlichen Weg hin zu Ihrem vermeintlichen Traumgewicht machen? Wie schon erwähnt, gerät beim Hungern oder bei einer einseitigen Mangelernährung das gesamte Körperorchester von Adipostat, Schilddrüsenfunktion, Zucker- und Fettstoffwechsel usw. völlig aus dem Takt. Es ist gerade so, als ob ein Dirigent kurz vor der Opernpremiere einen Herzinfarkt erlitten hätte, der Chor nicht vollzählig erschienen und die Primadonna stimmlich indisponiert wäre. In solch einer Situation springt in höchster Verzweiflung der Intendant auf die Bühne und versucht nervös, mit einigen launigen Worten Zeit zu schinden und die Katastrophe zu umspielen.

Tage des Hungerns signalisieren dem Körper stets, daß ein Notfall eingetreten ist. Der Organismus schaltet sofort auf sein Notprogramm um. Er will ganz einfach verhindern, daß er stirbt. In letzter Konsequenz geht es ihm mit seinen lebensrettenden Reaktionen, die nun automatisch anlaufen, generell um die Erhaltung der Art. Willentlich nicht beeinflußbar kommt es zu

- einer Streßreaktion, die zur Bereitstellung von Zucker aus körpereigenen Eiweißvorräten führt. Die Ausschüttung der Alarm- und Notfallhormone Adrenalin und Cortisol bewirkt, daß täglich aus etwa 200 Gramm wertvollster und überlebenswichtiger Eiweißsubstanz (nur!) 100 Gramm Zucker (Glukose) als Energie der primären Art bereitgestellt werden. Auf diese Weise verliert der Körper bis zu drei Kilogramm an Bausubstanz, die durch nichts zu ersetzen ist. Da das Eiweiß in der Hauptsache aus der »Einschmelzung« der (Herz-)Muskulatur gewonnen wird, verliert der Organismus auch sehr viel an Körperwasser und vor allem an Kalium; dies führt zu Herzrhythmusstörungen und Herzinfarkten. Die Produktion von Antikörpern stagniert. Infekte treten auf, bis hin zu (lebensbedrohlichen) Hirnhautvereiterungen. Für den Körper geht es eindeutig um alles oder nichts, um Leben und Tod. Nach zwei langen Wochen des Hungerns schaltet der Körper dann langsam vom »Verheizen« von Eiweiß auf die Verbrennung von Fett um.
- Parallel dazu geraten Adipostat und periphere Leptinproduktion aus dem Gleichgewicht (siehe die Abbildung auf Seite 32). Durch den bereits geschilderten negativen Rückkoppelungseffekt schrillen nun im Gehirn sämtliche Alarmglocken. Ein jahrmillionenalter Mechanismus wird nun ausgelöst, denn scheinbar ist der absolute Katastrophenfall eingetreten. Die Folgen: Heißhungerattacken, vegetative Entgleisungen (Zittern, Unruhe, Blutdruck- und Stimmungsschwankungen). Die massive, zentralnervös gesteuerte Gegenreaktion soll den Körper in die Lage versetzen, seine gesamten verbliebenen Überlebensreserven zu mobilisieren. Der vermeintlich drohende Untergang soll noch einmal abgewendet werden. Die betroffene Person denkt und fühlt nur noch: Hunger, Hunger, Hunger! Essen um jeden Preis ist jetzt die Devise. Rastlos wird der Betroffene umhergetrieben. Doch damit nicht genug.
- Parallel dazu kommt es im Rahmen des körpereigenen Notfall-Managements zur Drosselung der Wärmeproduktion der Schilddrüse. Bedingt durch den Charakter der jeweils gewählten Diät (am Ende läuft es allerdings immer auf die künstliche Verknap-

pung der Kalorien, vor allem aber der überlebenswichtigen Proteine hinaus), schränkt die Schilddrüse die Verbrennungsvorgänge bis um das Siebenfache ein – mit dem Erfolg, daß nun alles nur auf kleinster Sparflamme brennt.

Dieser Mechanismus hat die Gattung Mensch bis zum heutigen Tag am Leben erhalten. Wie soll Ihr Körper dann auf einmal erkennen, daß Sie unter keiner lebensbedrohlichen Hungersnot leiden, sondern sich freiwillig einer Abmagerungskur unterziehen? Für Ihren Körper bedeutet Hungern immer Lebensgefahr, und das alte, erprobte Rettungsprogramm kommt unwillkürlich ins Rollen: Adipostat aktivieren, Schilddrüse auf Sparkurs einstellen, alle Systeme im Alarmzustand halten, für das nackte Überleben jedes nur mögliche Opfer bringen.

Wer eine selbstverordnete Hungerkur einigermaßen heil überstehen will, muß eine sehr stabile Natur haben und kerngesund sein. Zwei Wochen sind nötig, um nach all den Schutz- und Abwehrmaßnahmen des gestreßten Körpers endlich ein paar Gramm an *Fett* zu verlieren. Die Lebensqualität ist in dieser Zeit stark eingeschränkt. Jegliches Wohlgefühl geht verloren.

Nach den mühsam erkämpften Anfangserfolgen verläuft das Abnehmen dann immer langsamer, und am Ende der durchlittenen Pein steht der Jo-Jo-Effekt, der alle Anstrengungen zunichte macht. Das heißt, die Produktion der Schilddrüsenhormone, und damit die Leistung des zentralen Heizkraftwerkes, hat sich nach der Diät auf einem unteren Wert eingependelt. Ißt nun der leidgeplagte Fastende plötzlich wieder normal, setzt er doppelt so schnell wie zuvor Fett an. Voller Panik stürzt sich der Betroffene in die nächste Diät. Er scheint keine andere Wahl zu haben, wenn er nicht vollkommen aus den Nähten platzen will. Doch von einer Hungerkur zur nächsten verstärkt sich der fatale Mechanismus. Wenn die Person dann vier bis fünf solcher Abmagerungsdiäten »durchgezogen« hat, leidet sie definitiv an einer absoluten Reaktionsstarre der Wärmeproduktion – eben dem Jo-Jo-Effekt.

Es kommt noch schlimmer. Parallel zu dieser Stoffwechselstörung erhöht sich der oxidative Streß. Die vermehrt auftretenden freien Radikale »sperren« zunehmend die Umwandlung des Schilddrüsenhormons $T_4$ in die eigentlich dreifach aktivere Phase: das $T_3$.

**Vereinfachte Darstellung der langfristigen Wirkung von Reduktionsdiäten und/oder Übergewicht auf den Adipostaten**

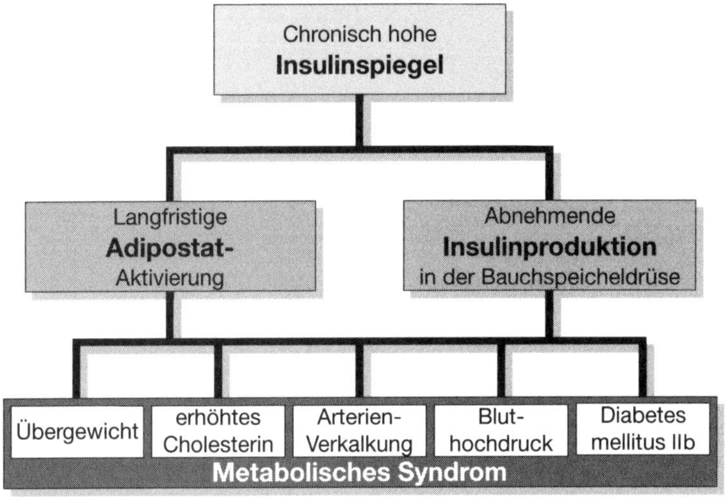


Kann man noch tiefer fallen? Hätten Sie sich an den herkömmlichen Abmagerungsdiäten versucht, wären Sie nicht dauerhaft schlanker geworden, selbst wenn Sie sich auf den Kopf gestellt hätten. Sie wären zudem von Diät zu Diät tiefer in das metabolische Syndrom hineingerutscht. Auf Dauer hätten Sie genau das Gegenteil von dem, was Sie ursprünglich wollten und geplant hatten, erreicht. Sie wären Ihrem Ziel, alt zu werden und gesund zu bleiben, keinen Schritt näher gekommen.

Stellen Sie sich zudem einmal vor, Sie hätten die Wirkung dieser letztlich gesundheitsschädlichen und lebensverkürzenden Hungerkuren noch intensivieren wollen und sich sportlich betätigt. Bedenken Sie, daß sich der Körper durch die Mangelernährung bereits gezwungen sieht, Raubbau an seinen Ressourcen zu treiben. Herz und Muskeln kämpfen um ihr (Über-)Leben. Sie drehen nun plötzlich an der Schraube und provozieren eine zu hohe Drehzahl. Die Folgen sind fatal: Es könnte zum totalen Blackout kommen. Der Motor könnte gänzlich versagen. Auf dem Totenschein wird in solchen Fällen zwar stehen: Tod infolge natürlicher Einwirkung. Der Arzt überlegt gar nicht lange und kreuzt stereotyp »Tod durch Herz-Kreislauf-Versagen und Atemstillstand« an.

Die Kombination von Sport und Hungerkuren führt zu nichts Gutem. Gar nicht zu denken an Abmagerungskuren, bei denen gleichzeitig Alkohol, Zigaretten und Medikamente konsumiert werden!

Meine Warnungen mögen schockierend klingen, doch es ist wichtig, daß Sie begreifen, daß Ihnen bei Do-it-yourself-Diäten Lebensgefahr droht.

## *Schlank ganz ohne Leiden – Vergessen Sie den Jo-Jo-Effekt!*

Es gibt eine Alternative zum Teufelskreis der zermürbenden und verschleißenden Diäten. Sie sollten es schaffen, quasi bei laufendem Motor den Rückwärtsgang einzulegen und den Wagen mit höchster Geschwindigkeit aus der Misere zu ziehen, ohne daß das Getriebe Schaden nimmt. Wie das gelingen kann? Glauben Sie mir, es ist ganz einfach.

*Erster Schritt*: Da wir wissen, daß die gravierendste Belastung eines Übergewichtigen sein zu hoher Insulinspiegel ist, muß hier gehandelt werden. Insulin ist der Dickmacher Nummer eins. Wir drehen bei der Markert-Diät am richtigen Knopf, und der Insulinspiegel ist um über die Hälfte gesenkt. Die Entleerung des Darms zu Beginn der Markert-Diät (siehe Seite 99) ist das Startsignal für eines der wichtigsten Enzyme mit Namen Triglyceridlipase, ohne das kein Gramm Fett aus den Speichern gelöst und verbrannt wird. Es war durch den überhöhten Insulinspiegel bislang blockiert gewesen. Ohne ein Senken des Insulinspiegels im Blut gibt es also keine Fettverbrennung und kein Abnehmen!

*Zweiter Schritt*: Durch die gleichzeitige Einnahme von *Almased Vitalkost* (siehe Seite 68 ff.) in ausreichender Dosierung bekommt die Schilddrüse plötzlich »Muskeln« und produziert bis zu 40 Prozent mehr (unterstützt durch gezielte sportliche Betätigung bis zu 50 Prozent mehr) an $T_3$, dem »Verbrennungshormon«.

Dies geschieht einzig und allein aufgrund der besonderen, patentierten Rezeptur des Pulvers. *Durch das Vitalkost-Pulver wird die in jedem medizinischen Lehrbuch beschriebene, aber bisher nie in der Praxis erreichte spezifisch-dynamische Wirkung der richtigen Proteinmischung voll ausgenutzt.* Die Schilddrüse erfährt einen ungeheuren Verbrennungsschub – das Heizkraftwerk läuft nun auf vollen Touren. Der Adipostat wird tonisiert, das heißt, er wird ausgeschaltet.

Seit Konrad Lorenz und seinen aufsehenerregenden Tierversuchen wissen wir, daß alle biologischen Systeme mit Reizverstärkern und Reizunterdrückern operieren. Die Doppelstrategie

- Absenken des Insulinspiegels bei gleichzeitiger
- Steigerung der Produktion von Schilddrüsenhormon (= Wärmeproduktion)

bewirkt genau diese »Überreizung«, die den Organismus mit einem Schlag aktiviert.

**Die Markert-Diät in Stichworten**

Wenn Übergewicht dem Ziel, Ihr Potential an Langlebigkeit auszuschöpfen, im Weg steht, empfiehlt sich das schnelle, sichere und der Gesundheit förderliche Abnehmen mit der Markert-Diät.

*Sie brauchen*

- *Almased Vitalkost* (Apotheke)
- Gemüse oder Gemüsebrühwürfel
- ein Abführmittel (zum Beispiel Glaubersalz, Bittersalz)
- stilles Mineralwasser, Kräutertee

*Dosierung des Vitalkost-Pulvers*

Ein gehäufter Teelöffel des Pulvers entspricht 2,5 Gramm hochwertigster Proteine (Eiweiß). Der tägliche Eiweißbedarf eines Menschen beträgt ein Gramm pro Kilogramm Normalgewicht.

Für Ihre Diät errechnen Sie die tägliche Vitalkost-Ration wie folgt:

Körpergröße minus 100 = Normalgewicht

Normalgewicht (nicht das aktuelle Übergewicht) geteilt durch 2,5 = Tagesration in Teelöffeln (TL)

Beispiel: Bei 70 Kilogramm Normalgewicht rechnen Sie 70 : 2,5 = 28 TL (1 TL = 5 Gramm Pulver).

Eine andere einfache Berechnung der täglichen Ration des Eiweißpulvers ist: Normalgewicht x 2 = Tagesration in Gramm.

Die in dieser Weise ermittelte tägliche Ration verteilen Sie auf drei Portionen (in unserem Beispiel täglich 3 x 9 TL), die jeweils in Wasser (Tee, Kaffee oder Magermilch; Achtung: Die Flüssigkeit darf nicht mehr heiß, sondern muß lauwarm oder kalt sein) eingerührt und anstelle der Mahlzeiten getrunken werden.

*Ablauf der Diät*

Erster Tag

- 2 Stunden vor dem Frühstück Abführmittel zur Darmreinigung einnehmen.
- Frühstück: 1. Ration des Vitalkost-Pulvers in Flüssigkeit verrührt einnehmen.
- Mittagessen: 2. Ration des Vitalkost-Pulvers in Flüssigkeit verrührt einnehmen.
- Abendessen: 3. Ration des Vitalkost-Pulvers in Flüssigkeit verrührt einnehmen.

An allen weiteren Diättagen nehmen Sie den Proteintrank jeweils morgens, mittags und abends ein. Das Abführen wird nur am ersten Tag durchgeführt.

Wichtig: Während der Kur darf *keine feste Nahrung* gegessen werden, und es muß für eine reichliche Flüssigkeitszufuhr gesorgt sein. Zu diesem Zweck bereiten Sie sich eine klare Gemüsebrühe zu (feste Bestandteile herausfiltern oder Brühwürfel verwenden) und trinken sie über den Tag verteilt. Daneben trinken Sie am besten stilles Mineralwasser. Insgesamt sollten Sie täglich 3 bis 3,5 Liter Flüssigkeit zu sich nehmen und während der Fastentage den Stoffwechsel zusätzlich durch Gymnastik und andere sportliche Betätigung ankurbeln.

*Die Diät beenden*

Nach ein oder zwei Wochen oder nach einem Gewichtsverlust von fünf bis zehn Kilogramm kehren Sie schrittweise wieder zur normalen festen Kost zurück:

- Frühstück: ein nicht zu saurer Apfel
- Mittagessen: pürierte Gemüsesuppe, Knäckebrot
- Zwischenmahlzeit am Nachmittag: Magermilchjoghurt
- Abendessen: pürierte Gemüsesuppe

Ab dem folgenden Tag essen Sie wieder normale Kost.
Detaillierte Informationen finden Sie in meinem Buch *Die Markert-Diät*.

## *Was sind die Vorteile der Markert-Diät?*

Während der Markert-Diät haben Sie keinerlei Heißhunger und verspüren keinen Drang nach süßen Zwischenmahlzeiten. Pool I und Pool II des »Heizkraftwerks« Schilddrüse (siehe Seite 34) arbeiten auf Hochtouren. In den stoffwechselaktiven Geweben von Fett, Muskulatur und Haut werden vermehrt Dejodasen gebildet, diese verbrennen je nach Beanspruchungsgrad besonders gut das eingelagerte Fett. Damit kann ganz gezielt und dosiert an Problemzonen abgenommen werden.

Gegen Ende der Diät kommt es (bei ausgeschaltetem Adipostaten) zu einem neuen Abgleich des inzwischen sehr niedrigen Leptinspiegels im weniger gewordenen Fett und seiner Repräsentanz im zentralen Speicher, dem Adipostaten. Dieser wird auf neuem Niveau justiert.

Durch diesen genialen Coup sind Sie der berüchtigten und bei jeder anderen Diät vorkommenden Falle des Jo-Jo-Effekts definitiv entronnen! Sie stehen nun hinsichtlich Ihres Stoffwechsels nicht mehr schlechter, sondern besser da, denn ihre Wärmeproduktion hat ein weit höheres Niveau als zuvor erreicht. Sie haben sozusagen Ihren ganz speziellen Schutz vor dem Jo-Jo-Effekt fest im Organismus eingebaut.

## *Schritt für Schritt zum Traumgewicht*

Gehen Sie Schritt für Schritt vor, um Ihr Traumgewicht auf gesundem Weg zu erreichen. Ermitteln Sie Ihr augenblickliches Gewicht im unbekleideten Zustand.

Ein Beispiel: Sie sind 1,80 Meter groß und wiegen 100 Kilogramm. Nach Broca (Körpergröße in Zentimetern minus 100) dürfen Sie 80 Kilogramm wiegen. Also steht die grobe Richtung schon einmal fest: Sie haben in diesem Beispiel einen Berg von mindestens 20 Kilogramm abzutragen. Wenn dies geschafft ist, gehen Sie später an die »Feinarbeit«.

Wenn Sie nicht älter als 35 Jahre und gesund sind und sich sportliche Betätigung bisher zugemutet haben, können Sie loslegen und sich ganz an die Regeln des *Forever-Young*-Programms halten.

Falls Sie an einer Krankheit leiden, ständig ärztlich behandelt werden, nicht belastungsfähig oder ein Sportmuffel sind, sollten Sie zu dem Arzt Ihres Vertrauens gehen und ihn um seinen Rat und Beistand bitten. Er wird Ihnen sicher ein Belastungs-EKG vorschlagen und Sie auf Herz und Nieren prüfen, damit auch Sie mit ruhigem Gewissen das Fitneßprogramm von *Forever Young* anwenden können.

Falls Sie wie in dem Beispiel mit einem Übergewicht von satten 20 Kilogramm belastet sind, wäre es töricht, die Speckpolster auf einen Schlag loswerden zu wollen. Vielmehr hat sich bewährt, das Abnehmen in Teilschritten anzugehen.

Meine Patienten schaffen das gesunde Abnehmen von massivem Übergewicht in Blöcken von jeweils einem Monat. In dieser Zeitspanne erreichen sie einen Gewichtsverlust von durchschnittlich 10 bis 15 Kilogramm. Danach wird am besten ein Monat Pause eingelegt, in der man allerdings das Schutz- und das Ernährungsprogramm, wie sie ab Seite 121 beschrieben sind, fortführt. Auch ist es günstig, sich weiterhin viel Bewegung zu gönnen. Danach holen Sie gegebenenfalls zum zweiten großen Schlag gegen die überflüssigen Pfunde aus. Wer nur 5 bis 10 Kilogramm loswerden muß, kann das in einem Zuge erledigen. In ein bis zwei Wochen ist die Gewichtsabnahme geschafft.

Das Erreichen des Normalgewichts ist die erste Hürde, die Sie auf dem Weg zu Langlebigkeit, gepaart mit Vitalität und Gesundheit, nehmen müssen. Mit Hilfe der Markert-Diät werden Sie keine Schwierigkeit haben, sie in kürzester Zeit zu meistern.

Doch vergessen Sie nicht, daß es in unserem Zusammenhang beim Schlankwerden nicht nur um eine kosmetische Korrektur geht. Im Mittelpunkt steht das Ziel, Ihr Potential an Lebensdauer und Lebensqualität optimal auszuschöpfen. Deshalb sollten Sie nun auch die zweite Hürde nehmen. Schlagen Sie dazu die Tabelle auf Seite 87 auf, die Ihnen Auskunft über den Body-Mass-Index (BMI) gibt.

Optimale Ergebnisse in puncto Vitalität und Langlebigkeit erzielt nur, wer

- als Frau einen BMI von 21 und
- als Mann einen BMI von 23

vorweisen kann.

Angewendet auf unser Beispiel bedeutet das ein Körpergewicht von 76 Kilogramm.

Bei all der Rechnerei sollten Sie allerdings nicht Ihr Wohlfühlgewicht vergessen. So könnte es sein, daß es in unserem Beispiel bei 78 Kilogramm liegt. Prüfen Sie ehrlich, was Ihnen wirklich bekommt, und akzeptieren Sie ein Pfund mehr auf den Hüften. Doch machen Sie sich nicht vor, daß Sie sich mit fünf oder mehr Kilogramm Übergewicht tatsächlich wohl fühlen.

Mit Hilfe des *Forever-Young*-Programms werden Sie es schaffen, Ihren BMI langfristig auf einem unteren Wert zu halten. Warum dies so gut funktioniert, läßt sich auch durch die effiziente »Staubsaugerfunktion« der Insulinrezeptoren erklären, die bei unserem Programm bewußt ausgenutzt wird.

## *Die Insulinrezeptoren trainieren*

Nahrung zu sich nehmen ist ein tägliches, mit Lust und Freude betriebenes Ritual. Auf biologischer Ebene erfüllt es lebenswichtige Funktionen. Kohlenhydrate (= Energie) werden aufgenommen, und die aus diesem Abbau entstandene Glukose (Zucker) wird in den Muskelzellen über den Weg der Insulinrezeptoren gespeichert. Dieser Vorgang verläuft allerdings nur dann reibungslos und effizient, wenn er kräftig trainiert wird.

So konnten Wissenschaftler anhand einer Reihe von Untersuchungen zeigen, daß die Rezeptoren immer dann an Zahl und Funktion zunehmen, wenn sie zuvor im Rahmen sportlicher Betätigung stark gefordert wurden.

Rastet der Mensch zuviel und geht jener durch körperliche Bewegung ausgelöste Reiz auf die Insulinrezeptoren verloren, rostet der Mechanismus. Die Folge ist, daß der Zucker weiter im Blut zirkuliert. Er lockt vermehrt Insulin aus der Bauchspeicheldrüse. Damit sind der Fettsucht, dem metabolischen Syndrom und dem frühen Altern Tür und Tor geöffnet.

Bewegung und Sport wirken sich positiv auf die Insulinrezeptoren aus. Durch starke körperliche Betätigung bekommen die kleinen Minikraftwerke auf der Oberfläche jeder Muskelzelle eine schier unerschöpfliche Kapazität und Aufnahmefähigkeit. Der bei der Verdauung reichlich anfallende Zucker kann – ohne daß es zu der fatalen Insulinausschüttung kommen muß – schleunigst gespeichert und somit dem Prozeß der Fettneubildung entzogen werden. Wie bereits erwähnt: Das durch zu üppiges Essen bei zuwenig körperlicher Bewegung in verstärktem Maß gebildete Insulin ist der Fettbildner Nummer eins.

Immer wenn Sie lustvoll und mit Freude Sport betreiben, können Sie davon ausgehen, daß Ihre Insulinrezeptoren die Glukose bis zum letzten Rest aus dem Vorgang der Fettbildung heraus und mitten hinein in die Arbeit der Muskelzellen nehmen. Aus den Muskelzellen kann die Glukose bei Bedarf schnell wieder herausgeschleust werden. Auf diese Weise steht sie jeden Tag im Dienst Ihrer körperlichen Leistungsfähigkeit.

Mit regelmäßiger, ausgewogener sportlicher Betätigung schieben Sie der Fettsucht, dem metabolischen Syndrom und dem frühen Altern einen Riegel vor.

## *Schlank, vital und gesund durch Sport*

Wer kennt sie nicht, die Diskussion, ob nun Sport tatsächlich lebensverlängernd wirkt! Bei diesem Thema ist wichtig, sich daran zu erinnern, was bereits über die freien Radikale und den oxidativen Streß gesagt wurde (siehe Seite 53 f.).

Je mehr Umsatz, das heißt je mehr Sauerstoffaufnahme, desto größer ist die Bildung der freien Radikale, der Angreifer auf die intakten Zellen. Sport wäre demnach Mord, denn durch die körperliche Anstrengung wird mehr Sauerstoff aufgenommen, und es werden in der Folge mehr schädliche freie Radikale gebildet. Sportliche Betätigung sollte demnach immer in ein Schutzprogramm vor den Angriffen der freien Radikale eingebunden sein. Fitneß und gute Kondition bringen Ihnen gar nichts, wenn nicht auch die Körperzellen gestärkt und die Attacken der freien Radikale abgeschmettert werden. Langlebigkeit bei guter Gesundheit verlangt mehr als nur ausdauerndes Krafttraining im Fitneß-Studio.

Zu bedenken ist auch, daß wir alle in einer mehr oder weniger stark belasteten Umwelt leben. Ozon, Stickoxide durch Autoabgase, Industrieemissionen usw. erhöhen ebenfalls den oxidativen Streß.

Deshalb mein dringender Rat: Gehen Sie unbedingt zu Ihrem Arzt, und lassen Sie den schon erwähnten Malondialdehyd-Test machen, bevor Sie mit einem sportlichen Training beginnen. Später empfiehlt es sich (besonders beim Wechseln der Sportart oder bei intensiver werdendem Training), diesen Test immer wieder einmal zur Kontrolle durchführen zu lassen.

Mit jedem sportlichen Training sollte eine gesunde Lebens- und Ernährungsweise verbunden sein. Vor allem mit der richtigen vitamin- und mineralstoffreichen Kost sowie mit Hilfe der hochwertigen *Almased Vitalkost* schützen Sie sich vor den destruktiven Einflüssen der freien Radikale, wenn Sie Ihre Muskeln und damit Ihre Insulinrezeptoren trainieren. Und vergessen Sie bei all den Anstrengungen nicht, daß Sport in erster Linie Spaß machen soll. Bei unserem Programm zur Lebensverlängerung und Steigerung der Vitalität haben die Lebensqualität und das Wohlbefinden absolute Priorität. Verzichten Sie also aufs angestrengte Kalorienzählen, meiden Sie auszehrende, schlechte Laune erzeugende Hungerkuren und einseitige Schindereien. Machen Sie es sich leicht. Mit der Markert-Diät und einem harmonischen Bewegungstraining tun Sie in effektiver, ganzheitlicher Weise etwas für Ihr Wohlbefinden.

## *Die Wahl der geeigneten Sportart*

Jede sportliche Betätigung sollte grundsätzlich aus einem

- Herz-Kreislauf-Training und einem
- kraftsteigernden Training

bestehen.

Eine normales Herz schlägt zwischen 60- und 100mal pro Minute und pumpt mit Hilfe eines Teiles der Brustschlagader (Aorta) sauerstoffreiches Blut in den peripheren Kreislauf. Kommt es dabei zu körperlichen Anstrengungen, können sich die Herzkranzgefäße deutlich weiten und mehr Blut und Sauerstoff transportieren. Eine höhere körperliche Leistung wird somit möglich, Beschwerden treten dabei nicht auf. Diese sogenannte kardiale Reserve ist ein wichtiges und unverzichtbares Gut eines jeden jungen oder jung gebliebenen und leistungsfähigen Organismus.

Das Herz schlägt dabei quasi im Walzertakt: eins, zwei, drei – eins, zwei, drei. Das heißt, ein Takt heißt Arbeit, also Zusammenziehen (Systole). Dabei wird das Blut in die Umlaufbahn gebracht. Zwei Takte dauert die Erschlaffungs- oder Erholungsphase (Diastole). Nun wird das Herz, das schwer arbeitende Organ, durch die Kranzgefäße mit Blut versorgt und ernährt. Die »Maschine Mensch« arbeitet im übrigen am ökonomischsten, wenn ihre »Drehzahl« bei etwa 72 bis 74 Herzschlägen pro Minute liegt.

Damit Sie eine ungefähre Vorstellung von der Größe Ihres Herzens bekommen, ballen Sie einmal Ihre Hand zur Faust. Was Sie jetzt sehen, entspricht ziemlich genau Ihrem Herzvolumen. Wenn Sie zu den sportlich Untrainierten gehören und plötzlich vermehrt aktiv werden, kann Ihr Herz nur dadurch mehr leisten, daß es wie verrückt pumpt. Das heißt, es erhöht die Frequenz der Herzschläge in drastischer Weise. Das führt dazu, daß es in Bereiche von 100 und mehr Schlägen pro Minute kommt und daß die Erholungszeit der Diastole immer mehr eingeschränkt wird. Dasselbe passiert auch bei Streß, wenn Adrenalin das Herz peitscht, ohne daß ein Ende der Belastung in Sicht ist. Es liegt auf der Hand, daß diese beiden Ursachen für eine höhere Herzschlagfrequenz langfristig zum Syndrom des »permanent überdrehten Motors« führen. Dies ist schon bei einem gesunden Menschen schädlich. Bei einem Kranken, der an einer Verkalkung der Arterien und somit einer deutlichen Einschränkung seiner kardialen Reserve leidet, kann eine solche ständige Belastung plötzlich schlimme Folgen für die Gesundheit haben und letztendlich zum Infarkt führen.

Auf der Suche nach einem passenden, gesunden sportlichen Training ist es zudem wichtig zu wissen, daß neben dem Herz auch das Gehirn eine bedeutsame Rolle spielt, um sich einen leistungsstarken und beweglichen Körper zu erhalten.

Sämtliche Bewegungsmuster und -abläufe sind, einem Schalt- und Bauplan gleich, im menschlichen Gehirn gespeichert. Genauer: Sie sind in der vorderen Stirnhirnwindung, dem Gyrus praecentralis, eingegeben. Dort stehen sie, wie die meisten Funktionselemente beim lebendigen Organismus, über sogenannte Rückkoppelungskreise miteinander in enger Verbindung.

Ein Beispiel: Übt ein Artistenkind schon früh in der Zirkusmanege die kompliziertesten Saltos, Pirouetten und Balance-Akte auf dem Hochseil ein, so führt das zu einer entsprechenden Speicherung im zugehörigen Areal des Stirnhirns.

Doch mit dem Anlegen dieses Speicherplatzes ist es nicht getan. Um ein einmal erreichtes hohes Niveau dauerhaft zu halten, bedarf es eines konsequenten täglichen Trainings. Der Volksmund wußte es schon immer: »Wer rastet, der rostet.«

Unter diesem Aspekt der Speicherung von Bewegungsmustern wird noch klarer, warum im Profisport so intensiv trainiert werden muß. Ein Tennis-Crack mit einem eindrucksvollen Repertoire an harten, schnellen Schlägen und einer überlegenen Strategie in jedem Match, muß sich täglich schinden, um seine Spitzenposition in der Weltrangliste zu behaupten. *No pain – no gain* ist das Motto fast aller großen Leistungssportler.

Das gilt in gewisser Weise auch für uns Durchschnittsmenschen. Wer sich gehenläßt, wer sich in seiner Freizeit nur noch auf der Couch räkelt, dabei Hochkaloriges in sich hineinstopft und sich dank der bequemen Fernbedienung durch die Fernsehprogramme zappt, bei dem läuft ein gefährliches Löschprogramm. Zuerst bezieht sich das auf die zentral gespeicherten Bewegungsfähigkeiten; in letzter Konsequenz betrifft es aber die eigene Lebensspanne, die genauso wie die Beweglichkeit drastisch eingeschränkt wird.

Ganz interessant ist hierbei die Tatsache, daß entsprechend der natürlichen Beanspruchung bei uns Menschen ganz bestimmte Tätigkeiten eine enorme Ausweitung ihrer zentralen, das heißt im

Gehirn gespeicherten Repräsentanz erfahren haben. Würde man dies bildlich darstellen, käme ein erschreckend unproportioniertes winziges Wesen mit einer Fratze heraus, dessen relativ kurzer Ober- und Unterarm jeweils in einer riesigen geöffneten Hand endet. Die Größenverteilung entspricht genau unseren Bewegungs- und Tätigkeitsschwerpunkten: Die Fähigkeit des Menschen zur mimischen Kontaktaufnahme mit der Umwelt und die Fein- und Grobmotorik der Hand sind zwei Talente, die alle anderen Gaben weit in den Schatten stellen.

Die im Gehirn gespeicherten Bewegungsmuster stehen in Wechselwirkung mit den verschiedenen Körperzonen, und zwar mit

- Nerven
- Muskeln
- Bändern und Sehnen
- Gelenken

Dies wird unter dem Begriff »Arthron« (= Funktionseinheit) subsumiert.

Auch hier gilt wieder das Alles-oder-nichts-Prinzip. Kein Teil kann für sich allein stehen und isoliert betrachtet werden. Nur wenn Bewegungsabläufe umfassend trainiert werden, stellt sich im gesamten Organismus ein Höchstmaß an Elastizität und Beweglichkeit ein.

Werden Teile oder das Ganze vernachlässigt, stirbt das jeweils zugehörige Arthron erst zentral (im Gehirn), später dann auch peripher (in den Körperzonen) ab. Hält dieser schädliche Zustand eine Zeitlang an, ist es nur noch sehr schwer möglich, wieder in den alten, wohltrainierten Zustand zurückzukommen. Möglicherweise gelingt es gar nicht mehr. Deshalb mein Rat: in Bewegung bleiben. Leben ist Bewegung – körperlich und geistig. Bei bester Gesundheit ein hohes Alter zu erreichen, ist ohne ausreichende körperliche Bewegung und geistige Beweglichkeit nicht möglich.

## *Das optimale Kreislauftraining*

Um nicht vorzeitig abzubauen und einzurosten, sollten Sie ein wohldosiertes Herz-Kreislauf-Training aufnehmen. Dabei gilt die Faustregel: Immer dann, wenn etwa 80 Prozent der maximal möglichen Leistungsfähigkeit erbracht wurden, haben Sie Ihre Sache gut gemacht.

Natürlich heißt das für einen Untrainierten etwas anderes als für jemanden, der schon immer Ausdauersport betrieben hat. Ich will Ihnen hier keine nackten Zahlen vorsetzen, denn Sie müssen beim Aufbautraining Ihren individuell passenden Weg finden, um fit zu werden.

Eines ist vor allem wichtig: Sie sollten sich nach einer gewissen Anlaufphase so hart rannehmen, daß Sie kräftig ins Schwitzen geraten.

Doch beachten Sie: Wer unsicher, untrainiert, stark übergewichtig oder über 35 Jahre alt ist und mit einem Herz-Kreislauf-Training beginnen will, sollte unbedingt vorher seinen Arzt fragen und einen gründlichen Body-Check an einem sportmedizinischen Institut oder bei einem Arzt für Sportmedizin durchführen lassen.

Wer Probleme mit den Gelenken hat, sollte unbedingt einen gelenkschonenden Sport wählen. Es bieten sich an:

- schnelles Spazierengehen (Walking)
- Schwimmen
- Radfahren (Heimtrainer) und
- Gymnastik

Wobei Gymnastik vor allem dem Muskelaufbau dient und weniger zur Ökonomisierung der Herzfunktion beiträgt.

Achten Sie immer darauf, daß Ihnen die Ausübung Ihres Sports leichtfällt. Es darf dabei zu keinerlei Überbelastungserscheinung wie Herzrasen, Atemnot, Übelkeit, Schwindel oder Unwohlsein kommen. Erklären wir es etwas ausführlicher am Beispiel des so beliebten Joggings.

Sie haben sich zweckmäßige Kleidung und passendes, nicht zu enges Schuhwerk besorgt. Wegen möglicher Gelenkprobleme haben Sie einen Orthopäden um Rat gefragt. Dieser hat eventuell eine X- oder O-Bein-Stellung abgeklärt und Einlagen verordnet. Sie trainieren vorzugsweise auf weichem (Wald-)Boden.

Die ersten paar Male ist alles andere als Höchstleistung gefordert. Das englische Verb *to jog* bedeutet wörtlich übersetzt »zockeln« und »leicht traben«. Und genau das tun Sie. Achten Sie auf Ihre Atmung. Verkrampfen Sie sich nicht in den Schultern. Schütteln Sie die Arme bei Bedarf etwas aus.

Wenn Sie das Gefühl haben, daß es Ihnen zuviel wird und Sie überfordert sind, halten Sie inne. Sie gehen dann einfach ganz ruhig weiter, bis Sie wieder den inneren Drang nach verschärfter Bewegung verspüren. Holen Sie sich Ihren ersten (und zweiten und dritten usw.) Muskelkater. Das muß sein; es härtet Sie ab.

Trainieren Sie immer aerob, das heißt, keine Sprints einlegen, es zu keinen Überbelastungen kommen lassen, denn diese bringen überhaupt keine Fitneß, sondern nur Erschöpfung und Abgeschlagenheit ohne Ende.

Wenn Sie merken, daß Sie etwas kräftiger und beweglicher werden, laufen Sie von Mal zu Mal eine längere Strecke. Ziel wäre ein Mindesttraining von 20 bis 30 Minuten Laufzeit pro Trainingseinheit. Es darf natürlich auch etwas mehr sein. In dieser Weise müssen Sie drei- bis viermal in der Woche trainieren, um von der körperlichen Bewegung wirklich zu profitieren und dabei mindestens 2000 Kalorien zusätzlich zu verbrennen.

Holt sich Ihr Körper anfänglich die Energie dafür noch aus den Glukosevorräten der Muskulatur (Randle I), so schaltet er bei einer verbesserten Fitneß gleich einen Gang höher und zapft die Fettdepots an (Randle II). Für Sie heißt das langfristig: Es wird schwer, überhaupt noch größere Mengen an Fett zu speichern, Sie verbrauchen es ja sämtlich für Ihren Sport. Schlankheit auf Dauer winkt!

Wie steuert man seine Trainingsintensität ohne komplizierte, speziell anzuschaffende, teure Hilfsmittel?

Die Antwort heißt: über die Pulsfrequenz. Diese muß maximal 220 minus Lebensalter betragen. Für einen Fünfzigjährigen würde also gelten: 220 – 50 = 170. Auf diesen Wert müßte der Puls steigen, um tatsächlich einen Reiz auf das Herz-Kreislauf-System zu erzielen. Man geht dabei am besten so vor, daß man eine Uhr mit Sekundenzeiger bereitlegt, dann seitlich am Hals die harten und gut fühlbaren Pulsschläge der Halsschlagader 10 Sekunden lang zählt und diesen Wert mit sechs multipliziert.

Wenn das Herz in der beschriebenen richtigen Weise gefordert wird, paßt es sich allmählich der höheren Belastungsintensität an, indem es sich vergrößert. Die Herzwände werden dabei dicker, das heißt muskulöser. Es kommt zu einem ganz entscheidenden und für die Gesundheit förderlichen Adaptationsphänomen: Dadurch daß der Herzinnenraum größer wird, ein höheres Volumen fassen und in den peripheren Kreislauf »werfen« kann, kommt es zu einer deutlichen Abnahme der Herzschlagfrequenz bei konstanter Pumpleistung. Der »Motor« ist also plötzlich weit besser eingestellt. Er läuft ruhiger bei dauerhaft hoher Leistung. Der Verschleiß ist weit geringer. Mit dieser »Maschine« werden Sie sehr lange fahren können, ohne daß sie ausgetauscht oder verschrottet werden müßte.

Beim Herz-Kreislauf-Training spielt auch die Atmung eine wichtige Rolle. Bei jedem Atemzug gelangt Sauerstoff in die Lungenbläschen und von dort direkt ins Blut. Zwischen Atmungssystem und Blutkreislauf befindet sich ein hauchdünner Spalt, der mit lockerem Bindegewebe gefüllt ist. Bei einem schlanken Körper, der einen BMI im gesunden unteren Bereich aufweist, läuft der Austausch reibungslos. Sauerstoff strömt beim Einatmen blitzschnell hinein, bei der Ausatmung verflüchtigt sich das Kohlendioxid in der Außenluft.

Da es bei üppiger Ernährung im menschlichen Organismus praktisch an jeder Stelle des Körpers zu Fettablagerungen kommen kann, bietet natürlich dieser Spalt einen idealen Raum, um ein paar Gramm Fett einzubunkern. Das kann sogar schon bei relativ normalgewichtigen Menschen passieren. Die fatalen Folgen: Der Sauerstoff gelangt nur noch mit größten Schwierigkeiten ins Blut, das Kohlendioxid wird nur schlecht abgegeben. Die Leistungskraft des Organismus nimmt deutlich ab. Ein solcher Mensch wird schläfrig. Der Volksmund redet in völliger Unkenntnis der wahren Zusammenhänge dann davon, daß Dicke im allgemeinen etwas gemütlicher seien. Doch hier liegt genau die Gefahr. Der scheinbar so gemütlich-ausgeglichene Dicke hat ernste gesundheitliche Probleme und wird auf Dauer schwer krank.

Dem kann ganz einfach und wirksam vorgebeugt werden: durch die Markert-Diät und ein individuell abgestimmtes Körpertraining. Durch den Abbau der Fettpolster wird auch das Fett zwischen Lungenbläschen und Blutbahn eingeschmolzen. Die alten, gesunden Verhältnisse werden wiederhergestellt, auch Leistungsfähigkeit und Lebensfreude kommen erneut zum Vorschein.

Sportlich durchtrainierte Leser haben bereits ihre Form gefunden, um gut in Bewegung zu bleiben und Muskeln, Sehnen, Nerven auf einem hohen Niveau wirkungsvoll zu koordinieren. Für sie mögen die hier erwähnten theoretischen Hintergründe des Herz-Kreislauf-Geschehens als Motivationsschub dienen, um am Ball zu bleiben. Allen anderen empfehle ich die folgenden leichten Übungen, die dazu dienen, die Insulinrezeptoren wieder in Schwung zu bringen. Diese Übungen spielen eine bedeutsame Rolle bei der Prävention von Herz-Kreislauf-Erkrankungen und dienen damit unserem Ziel, ein biblisches Alter zu erreichen und topfit zu bleiben.

Ich selbst praktiziere diese Übungen, die nur einen geringen Zeitaufwand von 20 bis 30 Minuten erfordern, seit meinem siebzehnten Lebensjahr dreimal pro Woche. Für die Übungen brauchen Sie weder viel Zeit noch viel Platz. Außerdem sind keine speziellen Hilfsmittel (Sportkleidung, Geräte usw.) nötig. Sie werden mit besten Ergebnissen für Figur und Fettverbrennung belohnt, wenn Sie regelmäßig trainieren. Zu beachten ist nur, daß Sie die Übungen nicht unmittelbar nach dem Essen mit vollem Magen beginnen sollten.

## Gymnastikprogramm für Einsteiger

### *Übung für Bauch und Rücken*

Sie stehen locker und aufrecht. Die Beine sind hüftbreit auseinandergestellt, die Knie sind leicht gebeugt. In jeder Hand halten Sie entweder eine gefaltete Zeitschrift oder Illustrierte oder ein nicht zu schweres Buch.

Strecken Sie die Arme nach oben über den Kopf aus, dann beugen Sie sich im rechten Winkel nach vorn. Die Arme bleiben dabei durchgestreckt. Den Rücken halten Sie beim Vorbeugen stets gerade. Danach gehen Sie langsam und kontrolliert wieder nach oben in die Ausgangsstellung zurück.

Falls Sie untrainiert sind, sollten Sie die Übung nur wenige Male und langsam durchführen. Überanstrengen Sie sich nicht, und halten Sie den Atem in der Bewegung nicht an.

Wenn Sie trainierter sind, können Sie diese Übung bis zu hundertmal wiederholen. Die Muskulatur kann dabei ruhig etwas brennen und zittern.

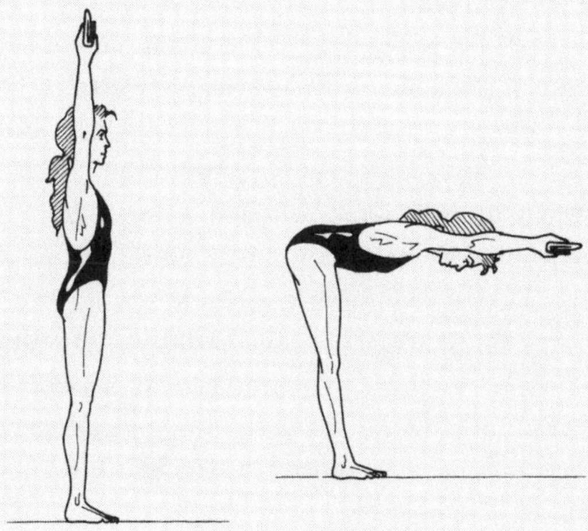

Die beste Prophylaxe hinsichtlich der Volkskrankheiten Rückenbeschwerden und Bandscheibenvorfall ist die Kräftigung der Rücken- und Bauchmuskulatur, wie es durch diese Übung erzielt wird. Darüber hinaus stärken Sie damit nicht nur die gesamte abhängige Muskulatur, sondern auch den dort befindlichen Band- und Halteapparat.

### *Übung für Arme, Schultergürtel, Brust und Rücken*

Gehen Sie in die Bauchlage, und stützen Sie die Hände in Schulterhöhe auf. Spannen Sie den Bauch ganz fest an, drükken Sie sich langsam in die Höhe, und lassen Sie sich kontrolliert wieder zurücksinken, ohne den Körper zwischendurch auf dem Boden abzulegen.

Männer üben diese Liegestütze mit ausgestreckten Beinen, wobei das Gewicht auf den Zehen ruht. Frauen lassen bei der Übung die Unterschenkel auf dem Boden ruhen. Sie können sich auch auf den Knien abstützen und die Füße in der Luft verschränken.

Die Liegestütze sind sehr anstrengend, aber äußerst effektiv. Versuchen Sie am Anfang, wenigstens drei Wiederholungen zu schaffen, und steigern Sie sich mit der Zeit. Denken Sie immer an eine gute Atemkoordination: in der Anspannungsphase einatmen, beim Entspannen ausatmen.

Für besonders gut Trainierte empfiehlt sich folgende Variante:

Setzen Sie in der Bauchlage die Handflächen mit nach vorn zeigenden Fingern eng am Brustkorb in Höhe der Brustwarzen auf. Berühren Sie mit den Händen ruhig die Rippen. Nun versuchen Sie, sich bei völlig durchgestrecktem Rücken langsam nach oben zu drücken. Sie werden sehen, daß das nur äußerst schwer gelingt. Halten Sie oben kurz inne, und senken Sie langsam und ohne ruckartige Bewegungen den Oberkörper wieder auf den Boden. Lassen Sie sich nicht einfach auf den Boden fallen. Wiederholen Sie die Übung.

Anfangs werden Sie nicht mehr als zwei bis drei Durchgänge, viel später vielleicht fünf bis zehn und zum Schluß jedoch zwanzig Wiederholungen schaffen. Bleiben Sie dran. Üben Sie hart. Sie sollten auf Dauer etwa fünfzig Wiederholungen meistern. Das erspart Ihnen das Krafttraining im Fitneß-Studio und schenkt Ihnen einen straffen und gut trainierten Oberkörper.

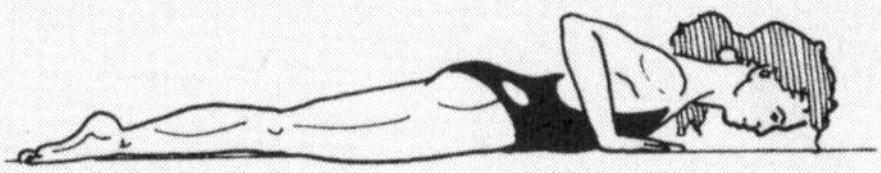

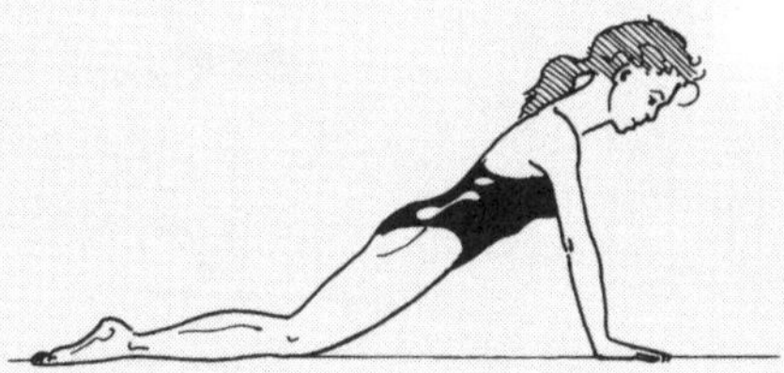

### *Übung für die Oberschenkel*

Die Beine stehen etwa hüftbreit auseinander, die Knie sind leicht gebeugt. Verschränken Sie die Hände hinter dem Kopf. Nun gehen Sie ganz langsam in die Hocke. Schauen Sie nach vorn. Der Oberkörper bleibt beim Heruntergehen aufgerichtet und der Rücken gerade. Der Po wird nach hinten herausgestreckt, als ob Sie sich auf einen Stuhl setzen wollten. Kommen Sie dann langsam wieder nach oben, ohne jedoch die Knie zum Schluß ganz durchzudrücken.

Wiederholen Sie die Übung kontrolliert und langsam, bis Sie die Kraft verläßt. Achten Sie darauf, daß nur die Beinmuskeln die Arbeit machen. Der Oberkörper bleibt immer ruhig.

Auch diese Übung sollten Sie ohne übertriebenen Ehrgeiz trainieren und sich allmählich auf fünfzig bis hundert Wiederholungen steigern.

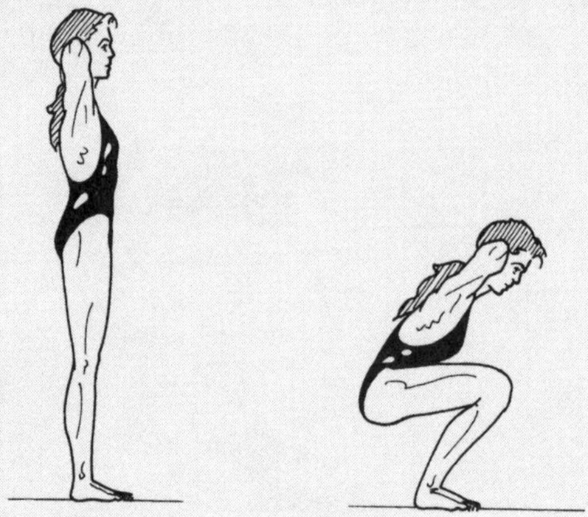

### *Übung für den Bauch*

Legen Sie sich auf den Rücken, und stellen Sie die Füße hüftbreit bequem auf. Pressen Sie die Lendenwirbelsäule fest an den Boden, und verschränken Sie dic IIände hinter dem Kopf. Die Ellenbogen zeigen zur Seite und nicht nach oben. Das Kinn zeigt zur Decke. Heben und senken Sie nun mit Hilfe der Bauchmuskulatur Kopf und Schultern. Der Kopf berührt beim Herunterkommen nicht den Boden, das Kinn zeigt unverwandt zur Decke. Atmen Sie beim Hochkommen aus und beim Herunterkommen ein.

Üben Sie diese Übung so lange, wie Sie die Bewegungen kontrolliert durchführen können, auch wenn der Muskel brennt und zwickt. Es ist sehr wichtig, daß die Lendenwirbelsäule während der ganzen Übung den Boden berührt. Auch hier können Sie im gut trainiertem Zustand bis zu hundert Wiederholungen schaffen.

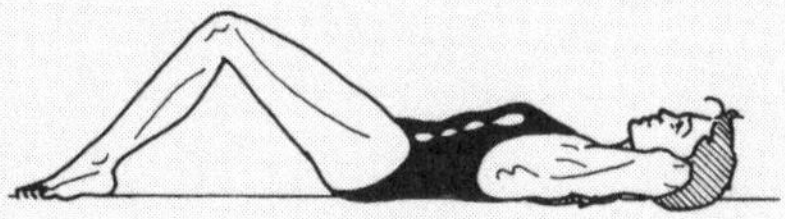

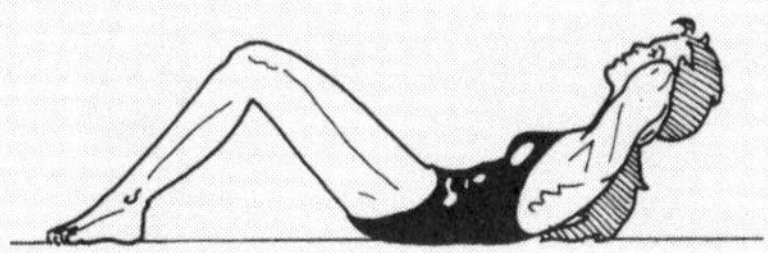

*Abschlußübung*

Beenden Sie Ihr Training mit einer Drehübung nach Art der tanzenden Derwische. Sie stehen dabei aufrecht und strecken die Arme zur Seite aus. Die Beine sind leicht gegrätscht.

Sie beginnen damit, sich ganz langsam im Uhrzeigersinn, also rechts herum, zu drehen. Lassen Sie sich durch ein leichtes Schwindelgefühl nicht irritieren. Machen Sie dann etwas schneller weiter.

Mit etwas mehr Übung werden Sie sich recht schnell um die eigene Achse drehen können und sich hinterher erfrischt, energetisch aufgeladen und wie neugeboren fühlen.

Sie beenden diese Übung, indem Sie die Handflächen vor der Brust zusammenlegen. Bleiben Sie in dieser Haltung so lange stehen, bis das Karussell im Kopf zum Stillstand gekommen ist.

Durch diese einfache Übung kommt es in Ihrem Gehirn zu einer sogenannten Rechts-links-Synchronisation. Sie trägt dazu bei, Ihre Kreativität, Ihre Intuition und Ihr emotionales Empfinden zu steigern. Ihr Bewußtsein weitet sich aus. Sie können klarer denken und bekommen so Ihre Probleme besser in den Griff. Machen Sie diese Übung wegen ihres aufmunternden, belebenden Effekts besser nicht kurz vor dem Zubettgehen.

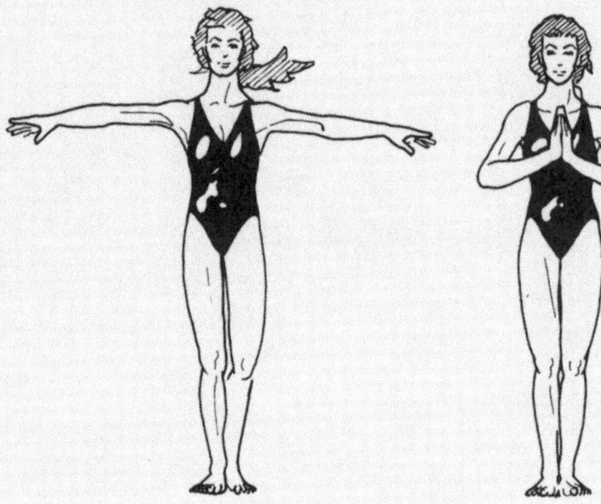

Wie schon an früherer Stelle erwähnt, steigt die Aktivität der Dejodase-Enzyme in den besonders beanspruchten Körperzonen, wenn Sie die Markert-Diät durchführen. So können Sie an Ihren Problemzonen einen speziellen Reiz zur vermehrten Bildung dieser »Heizer-Enzyme« setzen. Zum Beispiel am Bauch. In dieser Zone liegen bei den meisten Menschen die stärksten Fettpolster. Trainieren

Sie also jene Übung besonders gewissenhaft, und freuen Sie sich an den guten Ergebnissen.

Denken Sie daran: Wenn Sie mit Hilfe der Markert-Diät schlank werden, schaffen Sie den doppelten Befreiungsschlag:

- Absenkens des Insulinspiegels bei gleichzeitiger
- Steigerung der Produktion von Schilddrüsenhormon

Ihr innerer Turbo wird gezündet, und damit wird vermehrt Wärme produziert. Wenn Sie dann noch in einen höheren Gang schalten, das heißt, wenn Sie Sport treiben oder regelmäßig die empfohlene Übungsfolge praktizieren, verbrennen Sie auch das letzte Gramm überflüssigen Specks. Auf diese Weise können Sie leicht 500 Gramm Fett am Tag verbrennen.

Es ist natürlich Ihre persönliche Entscheidung, welche Sportart Sie wählen. Wenn Sie es vorziehen, in Gesellschaft zu schwitzen, wäre es sinnvoll, wenn Sie das in einem guten Fitneß-Studio unter fachkundiger Anleitung und Überwachung tun. Im Fitneß-Studio können Sie zum einen Muskelmasse aufbauen und sich an den Kraftmaschinen schinden, zum andern können Sie auf dem Laufband Kilometer für Kilometer runterreißen, um damit das Herz-Kreislauf-Training nicht zu vernachlässigen. Kraft und Ausdauer sind beide gleichermaßen wichtig, um sich den Wunsch nach Vitalität und Langlebigkeit zu erfüllen.

## Das Schutzprogramm gegen freie Radikale

Der durch die Attacken der freien Radikale erzeugte oxidative Streß ist nach dem Übergewicht die zweite große Hürde, die auf dem Weg zu einem hohen Alter bei guter Gesundheit liegt. Das Ausschalten der freien Radikale ist in unserer so stark belasteten Umwelt eine große Herausforderung. Doch wir können ihr nicht ausweichen, wenn wir unser ehrgeiziges Vorhaben, steinalt zu werden und sich jung zu fühlen, verwirklichen wollen.

Beantworten Sie doch einmal folgende Fragen:

- Wie und wo leben Sie …
  In der Großstadt?
  Direkt an einer Hauptverkehrsstraße?
  In der Einflugschneise eines Flughafens?
- Geraten Sie bei körperlichen Belastungen schnell aus der Puste?
- Machen Sie einmal oder mehrmals im Jahr eine Sauerstoffkur?
- Nehmen Sie täglich oder wöchentlich Medikamente ein?
- Gehören für Sie zum Urlaub ausgedehnte Sonnenbäder? Lassen Sie es dabei ruhig mal auf einen Sonnenbrand ankommen?
- Haben Sie Rheuma?
- Rauchen Sie?
- Unternehmen Sie viele Flugreisen, oder gehören Sie zum fliegenden Personal?
- Sind Sie Allergiker?
- Haben Sie sich schon einmal einer Chemotherapie oder einer Transplantation unterziehen müssen?
- Leiden Sie an einer Autoimmun- oder Autoaggressionskrankheit wie Morbus Bechterew, Morbus Crohn, Colitis ulcerosa, chronischer Polyarthritis?

Auch wenn Sie nur eine der Fragen mit einem Jein beantworten, sind Sie ein Kandidat für den Gang zum Arzt. Bitten Sie ihn, bei Ihnen den Malondialdehyd-Test durchzuführen. Für Sie bedeutet das lediglich: Arm hinhalten und etwas Blut abnehmen lassen. Rechnen Sie danach mit einer Wartezeit bis zu vierzehn Tagen; erst dann wird das Ergebnis vorliegen, denn diese Blutanalyse ist ein zeitaufwendiges Verfahren. Ermittelt wird dabei der individuelle Grad an oxidativem Streß.

Allerdings werden Sie sich schon vor dem exakten Testergebnis mit der Tatsache anfreunden müssen, daß Sie zu der Gruppe gehören, die mehr als den geforderten Mindestwert aufweist! Dieses Schicksal teilen Sie meiner Erfahrung nach mit den meisten Ihrer Mitmenschen.

Wie zum Beispiel auch radioaktive Strahlung zunächst keinerlei Symptome erzeugt, also nicht weh tut, merken Sie von einer zu hohen Belastung mit oxidativem Streß vorläufig gar nichts. Wenn sich dann viele Jahre später erst einmal diverse Krankheitssymptome eingestellt haben, ist es allerdings für eine Prävention zu spät. Es ist also sinnvoll, dem »lautlosen«, im verborgenen wirkenden oxidativen Streß frühzeitig auf die Spur zu kommen und ihm entgegenzuwirken.

Wenn der Arzt oder die Ärztin Sie dann zur Besprechung des Testergebnisses in die Praxis bittet, geht es für Sie generell um Ihre Gesundheit, Ihre Lebensqualität und Ihr Wohlbefinden. Man wird Ihnen dann je nach dem Grad der Belastung durch oxidativen Streß eine Dreifachkombination von Vitamin E, Vitamin C und Beta-Carotin (Provitamin A) vorschlagen. Diese Vitamine haben sich als erfolgreiche Radikalenfänger erwiesen.

Ein wichtiger Rat: Da die Halbwertzeit, das heißt die Zeit, in der die Hälfte des eingenommenen Vitaminpräparates schon wieder aus der Blutbahn verschwunden ist und damit keine Wirkung mehr hat, sehr gering ist, die freien Radikale den Zellen aber 24 Stunden lang gefährlich werden, hat es sich bewährt, die Dosis über den Tag hinweg verteilt einzunehmen. Angenommen, Sie erhalten die heute übliche Kombination von

- 300 mg Vitamin E
- 150 mg Vitamin C
- 15 mg Beta-Carotin

dann verteilen Sie diese auf *drei Tagesrationen* von jeweils

- 100 mg Vitamin E
- 50 mg Vitamin C
- 5 mg Beta-Carotin

und nehmen sie morgens, mittags und abends ein.

Sehr schnell wird Ihnen auffallen, daß Sie sich schlagartig besser fühlen. Sie werden leistungsfähiger und aufnahmebereiter. Sie ermüden nicht mehr so rasch und schlafen besser. Ihre Nervosität und Reizbarkeit sind wie weggeblasen. Sie könnten Bäume ausreißen!

Dieses Ergebnis kommt nicht von ungefähr. Dank der Vitamineinnahme gehen die Treffer der freien Radikale sofort zurück. Die mehr als zehntausend oxidativen Hits werden von den drei »Nothelfern« abgefedert und eliminiert. Eine große Belastung wird von den Zellen genommen. Ihre Regeneration, das heißt die Zellneubildung, verläuft plötzlich wieder ungestört. Das vorzeitige Altern wird damit gestoppt. Die Gefahr, daß es zu krebsauslösenden Veränderungen kommt, sinkt. Außerdem verliert das schädliche LDL-Cholesterin plötzlich seine Schrecken, denn ohne die Oxidation dieser Partikel entsteht weder Arteriosklerose noch hoher Blutdruck, noch Herzinfarkt oder Schlaganfall.

Doch allein mit der Gabe von Vitaminen ist es nicht getan. Der Schutz wird perfekt durch einen schlanken Körper. Das Gewicht muß sich auf einem unteren BMI-Wert eingependelt haben, um die erwünschte Immunität gegen den oxidativen Streß zu entwickeln.

Mindestens vier Wochen nach dem ersten Malondialdehyd-Test kommt erneut eine Stunde der Wahrheit. Wieder wird Ihnen Blut abgenommen, um eine weitere, noch kompliziertere Untersuchung durchzuführen. Nun wird das sogenannte antioxidative Potential oder der antioxidative Index ermittelt. Bei dieser Analyse mißt man die aktuelle Konzentration von Vitamin E, Vitamin C und Beta-Carotin im Blut. Dank einer Vielzahl von großen, international durchgeführten Studien kennt man heute sehr genau den Wert, der vor

- Krebs
- Herz-Kreislauf-Erkrankungen (metabolisches Syndrom)
- vorzeitigem Alter

schützt.

Für Sie heißt das ganz praktisch: Sie können durch die richtige Lebensweise und Ernährung den oxidativen Streß umgehen und sich wirksam vor Krankheit und körperlichem Verfall schützen. Extreme Langlebigkeit ist somit keine Utopie, sondern ein mit kluger Strategie erreichbares, realistisches Ziel.

Doch auch das einmal individuell ermittelte oxidative Potential ist kein konstanter Wert. Bedingt durch die sich oft ändernden Einflußfaktoren im persönlichen Leben kann auch das oxidative Potential stark schwanken. Für Sie gilt: Immer dann, wenn es bei Ihnen zu einer starken Änderung Ihres Verhaltens und Umfeldes (mehr Sport, Einnahme von Medikamenten, Umzug in eine andere Gegend usw.) gekommen ist, empfiehlt es sich, den Test zu wiederholen. Lassen Sie sich dabei von Ihrem Arzt beraten.

**Vitamine gegen oxidativen Streß**

Die Zellen Ihres Körpers brauchen Schutz vor den Angriffen der freien Radikale. Versorgen Sie Ihren Organismus mit Vitaminen. Empfehlenswert ist die Einnahme von
100 mg Vitamin E
50 mg Vitamin C
5 mg Beta-Carotin (Vorstufe von Vitamin A)
dreimal täglich zu den Mahlzeiten.

## Das Ernährungsprogramm

Mittlerweile sind Sie im *Forever-Young*-Programm schon recht weit fortgeschritten und haben viel Hintergrundwissen erworben.

Was macht die Erfolgsstrategie von *Forever Young* aus? Sie haben gelernt, daß die Kontrolle des Gewichts, und damit die Vermeidung des metabolischen Syndroms, unverzichtbarer Bestandteil und Voraussetzung eines langen Lebens ist, das sich durch Gesundheit und Lebensfreude auszeichnet. Der durch die freien Radikale ausgelöste oxidative Streß ist mit einigen einfachen Übungen und Maßnahmen gut in den Griff zu bekommen. Bleibt nur noch die Frage des optimalen Brennstoffs, mit dem der Körper in genau angepaßter und angemessener Dosierung versorgt werden muß.

Alle anspruchsvolleren biologischen Funktionen sind ausnahmslos auf die Zufuhr bester Proteine in bedarfsgerechter Dosierung angewiesen. Ohne diese Proteine gibt es keine ausreichende Zellneubildung vor allem im Magen-Darm-Bereich, in der Haut und in den Keimdrüsen (Hoden und Eierstöcke).

Wir haben es aufgrund des gegenwärtigen wissenschaftlichen Kenntnisstandes nicht mehr nötig, eine gesunde Nahrungsaufnahme dem Zufall zu überlassen oder relativ unspezifisch zu all dem zu greifen, was uns irgendwie gesund erscheint. In puncto Ernährungswissenschaft haben wir schon lange den Sprung ins nächste Jahrtausend getan. Wir können theoretisch gezielt das auswählen, was wir täglich an Nährstoffen brauchen. Die Qualitätsmaßstäbe und Dosierungen können wir genau definieren. Dabei gelingt es uns, etwaige Verdauungsprobleme zu umgehen.

Trotz dieser Möglichkeiten und Einsichten führt sich der moderne Mensch permanent zuviel »leere« Nahrung zu. Er ißt zu fett und zu kalorienreich, und er kann sich nicht einmal bei den Mahlzeiten von innerem und äußerem Streß lösen. Kein Wunder, daß viele trotz der scheinbaren Nahrungsfülle an ernährungsbedingten Mangelerscheinungen leiden.

Folge dieses Mangels im Überfluß ist eine permanent unzureichende Versorgung des Organismus mit qualitativ hochwertigem Eiweiß (Aminosäuren). Der Körper leidet Not. Der Mensch wird dick; er bekommt Depressionen und leidet unter Stimmungsschwankungen. Seine Immunabwehr nimmt ab, es kommt zu

- ständigen Infektionen
- Müdigkeit

- Abgeschlagenheit
- Allergien
- vorzeitigem Altern

Stellen Sie sich einen Formel-1-Rennwagen vor, der nur mit Dieselbenzin in miesester Qualität betankt wird. Wie sieht es nach wenigen Wochen unter der Motorhaube aus? Wird dieser Wagen je ein Rennen gewinnen können? Kommt er überhaupt an den Start, oder muß er nicht sowieso bald verschrottet werden?

Sicher hinkt der Vergleich, aber unser Körper braucht ebenso wie ein Rennwagen den für ihn geeigneten Kraftstoff, um seine Power zu zeigen.

Auf Seite 68 wurden bereits die Anforderungen an ein optimales Nahrungsmittel definiert, das geeignet ist, den Körper für viele Lebensjahrzehnte fit zu machen. Zur Erinnerung: Jeder Mensch braucht bei normaler Belastung jeden Tag ein Gramm Eiweiß pro Kilogramm Körpergewicht, um bestmögliche Leistung zu erbringen. Ein 80 Kilogramm schwerer Mann benötigt also 80 Gramm Proteine bester Qualität, die gut verdaulich sein müssen. Nur bei dieser ausreichenden Versorgung mit Aminosäuren (Eiweiß) kann der Organismus reibungslos funktionieren, ohne daß es zu akuten oder chronischen Defiziten und Abbauerscheinungen käme.

Auf das Präparat *Almased Vitalkost* als optimalen Eiweißlieferanten bezogen heißt das: Sie ermitteln Ihre Tagesdosis, indem Sie Ihr Normalgewicht (Körpergröße in Zentimetern minus 100) mit 2 multiplizieren. Für einen 180 Zentimeter großen Mann würde die Tagesdosis 160 Gramm betragen.

Die nach dieser Formel individuell errechnete Tagesdosis könnten Sie täglich in etwas Flüssigkeit eingerührt zu sich nehmen, ergänzt durch einige Mineralstoffe und Vitamine sowie zwei bis drei Liter Wasser – und strenggenommen wären Sie ernährungsphysiologisch optimal versorgt und zudem gut gesättigt.

Nur wer mag immer nur vernünftig sein und auf seine Leibspeisen, auf süße Leckereien oder pikante Gaumenreize gänzlich verzichten? Wozu haben wir schließlich unsere Geschmacksnerven? Und wozu dient denn unser mehrere Meter langer Darm?

Die Antwort auf diese Fragen deutet darauf hin, daß wie immer ein goldener Mittelweg anzustreben ist. Wir sollten einen Kompromiß finden zwischen den Gelüsten der Geschmackspapillen unserer Zunge und dem Verlangen unseres Organismus nach bester Nahrung, da er optimale Leistung erbringen, gesund bleiben und ein hohes Alter erreichen will.

Die Lösung liegt darin, eine normale, alltägliche Kost zu wählen und sie durch *Almased Vitalkost* zu ergänzen. Auf diese Weise werden Sie die Funktionen von Organen, Muskeln und Nerven auf hohem Niveau unterstützen und Ihren Körper lange jugendlich, gesund und fit halten.

Im Zuge des *Forever-Young*-Programms sollten Sie also Ihre Tagesdosis des Vitalkost-Pulvers wie oben angegeben errechnen und dann ungefähr ein Drittel davon täglich als Nahrungsergänzung zu sich nehmen. (In unserem Beispiel des 180 Zentimeter großen Mannes wären es etwa 30 bis 50 Gramm täglich.) Teilen Sie diese Menge in drei Portionen, und nehmen Sie das in Flüssigkeit gerührte Pulver jeweils vor den Mahlzeiten ein. Zusätzlich sollten Sie für viel Bewegung und sportlichen Ausgleich zu Ihrer sitzenden Tätigkeit sorgen.

Es wird nicht lange dauern, und Sie beobachten verschiedene positive Veränderungen in Körper und Stimmungslage. Machen Sie sich die Verbesserungen doch einmal bewußt:

- Schlafen Sie plötzlich besser?
- Sind Sie leistungsfähiger und ermüden nicht mehr so leicht?
- Sehen Sie plötzlich jünger und strahlender aus?
- Verschwinden Unlust und depressive, bedrückende Gefühle?
- Haben Sie mehr Spaß am Leben, und sind Sie zuversichtlicher?
- Hat Ihr Liebesleben neuen Schwung bekommen?
- Sind Sie Schmerzen losgeworden, oder hat sich ein chronisches Leiden gebessert?

Neben der Dosierung nach Normalgewicht besteht eine andere Möglichkeit der Nahrungsergänzung darin, vor jeder Mahlzeit generell 3 bis 5 Teelöffel des Pulvers einzunehmen. Trinken Sie das Proteingemisch jedoch nicht abends kurz vor dem Schlafengehen, denn der »Superkraftstoff« regt Sie so sehr an, daß Sie möglicherweise nicht einschlafen können. Wenn Sie allerdings abends etwas vorhaben und sich auf einer Party oder in der Disco die Nacht um die Ohren schlagen wollen, dann ist das Pulver genau das richtige Mittel, um in Topform zu kommen und munter zu bleiben.

Zudem empfiehlt es sich, in einzelnen Fällen eine normale Mahlzeit vollständig durch *Almased Vitalkost* zu ersetzen, auch wenn Sie gerade nicht die Markert-Diät machen. Die Vitalkost kann nicht nur zum Abnehmen, sondern auch gezielt dazu genutzt werden, Ihre Leistungsfähigkeit zu erhöhen und Ihren Organismus anzukurbeln. Vor einem anstrengenden Vorhaben, zum Beispiel vor einem sportlichen Wettkampf, vor einer langen Sitzung oder vor einem wichtigen Treffen sollten Sie nichts Schweres essen. Sie würden damit nur ein Leistungstief programmieren. Jede Form von normaler Nahrungsaufnahme ist immer mit einer ziemlich anstrengenden Verdauungsarbeit und Belastung des gesamten Magen-Darm-Traktes verbunden. Setzen Sie diese Energie klüger ein, und lassen Sie sie statt in die Verdauungsarbeit in Ihr Projekt oder Vorhaben fließen, damit es von Erfolg gekrönt wird. Verschieben Sie das gute Essen und den Verdauungsschlaf auf einen passenderen Zeitpunkt.

Zu den besonderen Herausforderungen an den Organismus zählt im übrigen die Schwangerschaft. Werdende Mütter und das Ungeborene profitieren ganz erheblich von einer optimalen Proteinzufuhr, wie sie die Einnahme von *Almased Vitalkost* gewährleistet. Alle nun stattfindenden Wachstums- und Aufbauprozesse werden durch das Pulver unterstützt. Das Baby erhält bereits im Mutterleib gute Startbedingungen für ein langes, gesundes Leben. Die empfohlene Dosis liegt in diesem Fall bei etwa 1,5 Gramm pro Kilogramm Körpergewicht. Die individuell zuträgliche Dosis sollten Sie jedoch in jedem Fall mit Ihrem Frauenarzt abstimmen.

Mit dem Vitalkost-Pulver bekommt Ihr Körper alles, was er braucht, in optimaler, verdaulichster Form. Er kann dadurch seine Funktionen bestens erfüllen, er leidet bis ins höchste Alter keinerlei Mangel. Durch die bestmögliche Versorgung des Verdauungstraktes mit essentiellen Aminosäuren kann sich jede Zelle im Magen-Darm-Bereich im vorgesehenen 36-Stunden-Takt ungestört vollständig erneuern. Auch die Versorgung der verschiedenen anderen Körperregionen und Organe ist von nun an gesichert. Ebenso die Bildung des »Unsterblichkeitsenzyms« Telomerase. *Vorzeitige Alterserscheinungen werden nicht auftreten.*

Vor allem profitieren die Haut und die Sexualorgane von dem Vitalisierungsschub durch das *Forever-Young*-Programm mit *Almased Vitalkost*. Da sich die Zellen der Haut ähnlich wie die Zellen im Magen-Darm-Bereich oder in den Keimdrüsen innerhalb einer kurzen Zeitspanne erneuern, stellen sich hier relativ schnell sichtbare und spürbare Verbesserungen ein. Es kann sich quasi über Nacht eine wunderschöne zarte Haut entwickeln, die Faltenbildung geht zurück und verzögert sich.

Die Haare sind Anhangsgebilde der Haut und spiegeln wie die Haut die Ernährungslage und Gesundheit wider. Sie werden bei »leerer« Kost und schlechtem körperlichen Allgemeinzustand glanzlos und ergrauen vorzeitig. Die Haut wird in diesem Fall bald welk, grau und faltig. Wenn jedoch die Hautzellen täglich mit dem, was sie am dringendsten brauchen, nämlich mit hochwertigen Proteinen in optimaler Zusammensetzung und ausreichender Dosierung, versorgt werden, setzen die beschriebenen Alterserscheinungen erst sehr spät ein.

Auch Wechseljahrsbeschwerden kann mit Hilfe des *Forever-Young*-Programms entgegengewirkt werden. Erschlaffung der Haut, vermehrte Faltenbildung, poröser werdende Knochen, Hitzewallungen, Depressionen, nachlassende Immunabwehr bei gehäufter Infektionsneigung und viele andere Leiden in den Wechseljahren sind sämtlich auf die nachlassende Östrogenproduktion der Eierstöcke zurückzuführen. Mit der Einnahme von *Almased Vitalkost* im Rahmen des *Forever-Young*-Programms sind Frauen vor Wechseljahrsbeschwerden in dreifacher Hinsicht geschützt:

- Die Ernährungslage ist optimal durch die Zufuhr wertvoller Eiweißstoffe.
- Pflanzliche Östrogene, wie sie nur in Soja enthalten sind, federn die natürliche Umstellung der Hormonproduktion ab und gewährleisten eine nach wie vor gute Versorgung mit dem weiblichen Hormon Östrogen.
- Die verbesserte allgemeine Neubildung von Hormonen verzögert die Alterungsprozesse.

**Power-Nahrung erhält jung**

Um fit zu bleiben, den Organismus anzukurbeln und Alterungsprozesse zu verlangsamen, empfiehlt sich eine allgemeine tägliche Nahrungsergänzung mit *Almased Vitalkost* in folgender Dosierung:

- Vor jeder Mahlzeit 3 bis 5 Teelöffel Protein-Pulver in Flüssigkeit rühren und einnehmen.

Wer es ganz genau nehmen will, dosiert nach individuellem Normalgewicht (Körpergröße minus 100) und ermittelt zunächst die exakte volle Tagesration (= Normalgewicht x 2).

- *Ein Drittel* der vollen Tagesration auf drei Mahlzeiten verteilen und vor dem Essen in Flüssigkeit eingerührt zu sich nehmen.

Eine weitere Möglichkeit ist, einmal pro Woche, zum Beispiel jeden Mittwoch, eine Mahlzeit, die nur aus *Almased Vitalkost* besteht, zu sich zu nehmen. Statt des normalen Frühstücks,

Mittag- oder Abendessens werden 10 Teelöffel des Pulvers in Wasser eingerührt und getrunken.

Um die körpereigene Verbrennung zu stimulieren kann pro Woche auch ein Fastentag mit *Almased Vitalkost* eingelegt werden. An diesem Tag wird statt fester Nahrung nur das Pulver eingenommen. Die Tagesdosis errechnen Sie nach der Formel *Normalgewicht (Körpergröße minus 100) x 2* und verteilen sie auf drei Mahlzeiten. Während dieses Fastentages sollten 2,5 bis 3 Liter Flüssigkeit (Wasser, Kräutertee, klare Gemüsebrühe) getrunken werden.

## *Enzyme – Jungbrunnen für die Zellen*

Sie sind jetzt (noch) rank und schlank, so um die zwanzig Jahre alt und kommen mit dem vorgeschlagenen Programm bestens zurecht. Sie setzen die Vitalkost regelmäßig ein und reagieren bei der Dosierung flexibel auf besondere Belastungen und verstärkte Anforderungen an Ihre Leistungskraft.

Etwa bis zu Ihrem vierzigsten Lebensjahr halten sich im Organismus Auf- und Abbauprozesse die Waage. Dann beginnen die Abbauprozesse überhandzunehmen. Dieser Entwicklung sollten Sie wachsam und entschlossen gegensteuern – am besten mit dem *Forever-Young*-Programm. Bei Menschen ab Vierzig entfaltet es im Kampf gegen vorzeitiges Altern in überlegener Weise seine verjüngende und stabilisierende Kraft.

Bei Menschen ab Mitte Fünfzig haben die Körperzellen durch den jahrelangen Beschuß der freien Radikale bereits stark gelitten. Zudem überwiegen mittlerweile überall im Körper die Abbauvorgänge. Dieser Zustand betrifft vor allem die Gewebe, deren Zellen sich besonders häufig teilen:

- Haut
- Gehirn und Rückenmark
- Fortpflanzungsorgane
- Verdauungsorgane

Im Darm findet alle anderthalb Tage eine komplette Neubildung der Zellen statt. Deshalb wirkt sich der permanent erhöhte oxidative Streß dort ganz besonders schädigend und zerstörerisch aus. Die Länge der Darmzotten nimmt ab; der Saum und das Relief der Zotten werden flacher. Die Drüsen des Dünn- und Dickdarms gehen zurück. Die Bildung von Verdauungssäften und vor allem von Verdauungsenzymen verringert sich in starkem Maß. So kommt es ganz allmählich zu einer immer größeren Einschränkung der gesamten Verdauungsleistung.

Der Organismus ist jedoch dringend auf einen ständigen Nachschub an Nahrung in optimaler Zusammensetzung angewiesen. Nur so kann er im Fließgleichgewicht der Aufbau- und Abbauprozesse bleiben. Ist die Nahrungszufuhr gestört, mangelt es dem Körper auf Dauer an wertvollster Bausubstanz. Dazu gehören vor allem essentielle Aminosäuren. Ohne sie ist kein geregelter Bau- und Betriebsstoffwechsel und vor allem keine geordnete und zielgerichtete Verdauungsleistung möglich.

Ein gravierender Mangel an Proteinen setzt einen Teufelskreis in Gang, der lebensbedrohlich, auf alle Fälle lebensverkürzend ist. Die Folgen der Unterversorgung sind in jeder einzelnen Zelle des Körpers zu spüren. Der Zellstoffwechsel verläuft nicht mehr reibungslos. Die Zellen werden ihre Abbauprodukte nicht mehr los und ersticken im eigenen Müll. Der Körper trocknet aus.

Zudem schrumpft die Muskulatur aufgrund des mangelnden Nachschubs an Nährstoffen. Es kommt zu einer Verminderung der Insulinrezeptoren. Hat ein Mensch in dieser Situation noch ein starkes Übergewicht, droht ihm das metabolische Syndrom.

Ähnlich in Mitleidenschaft gezogen wie die Muskulatur werden Gehirn und Rückenmark, das Nervensystem, das gesamte blutbildende System und vor allem die Antikörperproduktion. Da die Immunabwehr ebenfalls deutlich abnimmt, kann der Körper die Verteidigungsaufgaben nach innen und nach außen nicht mehr in ausreichendem Maß erfüllen. Die Folge: Abartige und minderwertige Zellneubildungen werden als solche nicht mehr erkannt und nicht mehr vernichtet. Sie wachsen konstant weiter und führen letztendlich zur lebensgefährlichsten Bedrohung: zu Krebs. Die medizinische Wissenschaft umschreibt diesen Zustand ziemlich beschönigend als Alterskrebs.

Bakterien und Viren, die permanent auf den Körper einwirken, können mangels Antikörperproduktion nicht mehr eliminiert werden; es kommt zu gehäuften Infektionen, die den Organismus ständig weiter schwächen. Der Abwärtstrend setzt sich damit in unverminderter Wucht fort. Jeder weitere Schlag schwächt den Körper und bringt ihn dem chronischen Abbau und dem vorzeitigen Tod ein großes Stück näher.

Lassen Sie uns vor diesem Hintergrund einen Blick auf das »Schmiermittel« des menschlichen Organismus werfen: auf die Enzyme. Sie steuern und regeln alle Lebensvorgänge. Ohne sie gäbe es keine einzige (bio-)chemische Reaktion, keinen sinnvollen Stoffwechselschritt – keinen Abbau von Steak mit Salat zu Muskelfleisch und Körperkraft.

Die beiden wichtigsten Enzyme wurden bereits im ersten Teil des Buches genannt:

- Telomerase – das »Unsterblichkeitsenzym« und
- ATP'ase – der »Bewegungsvermittler«

Das Enzym Telomerase muß ständig in ausreichender Menge und hochwertiger Qualität nachgebildet werden, damit die Telomere (Endstücke der Chromosomen) »abgelesen« werden können. Nur so ist gewährleistet, daß die Zellteilung korrekt verläuft (siehe Seite 76 f.).

Kommt es infolge einer nachlassenden Verdauungsleistung zu ernsthaften Mängeln bei der Neubildung des Enzyms, sind die Folgen bedrohlich: Der Ablesemechanismus stockt, die zentrale Zellteilungsbotschaft wird nicht weitergegeben, die Funktionseinheit Telomer–Telomerase trocknet ein.

Es bedarf wohl keiner großen Phantasie, sich vorzustellen, was das für die in den Telomeren verankerten 15 000 Basenpaare bedeutet. Wenn das Enzym nicht mehr korrekt gebildet wird, gerät der gesamte Organismus in eine Schieflage und verliert an Leistungskraft.

Zu einer ähnlichen Beeinträchtigung kommt es bei der ATP'ase. Sie steuert jede noch so geringe Bewegung, die ein Mensch ausführt. Infolge mangelhafter Bildung der ATP'ase verarmt die Beweglichkeit des Körpers. Die Bewegungsmuster werden starrer und reduzieren sich auf wenige stereotype Grundmuster. Jede kleinste Bewegung führt sofort zur Ermüdung.

Die schlechte Nachricht: Die Phasen der Erschöpfung und damit auch der Regeneration werden für einen älteren Menschen immer länger. In dieser Situation braucht er kompetente Hilfe.

Die gute Nachricht: Auch ein alter Mensch kann seinen Jungbrunnen finden, und zwar liegt er direkt in seinen eigenen Zellen.

Zwar tickt die metabolische Uhr schon besonders laut, je älter wir werden. Aber dennoch stehen uns Wege offen, Körper und Geist wieder fit zu machen und die natürlichen Alterungsprozesse zu verlangsamen, so daß noch viele gute Jahre vor uns liegen. Im *Forever-Young*-Programm werden Sie in dreifacher Hinsicht aktiv:

- Sie bauen Übergewicht ab (als Maßstab dient der BMI).
- Sie schützen Ihre Zellen und neutralisieren die Angriffe der freien Radikale durch Vitamingaben und vor allem durch die Einnahme des konzentrierten, vorfermentierten Proteingemischs *Almased Vitalkost.*
- Sie halten Ihren Körper geschmeidig und beweglich.

Um die im fortgeschrittenen Alter bereits ins Rollen gekommenen Abbauprozesse sofort zu stoppen und eine Verjüngung einzuleiten, empfehle ich, täglich alle Mahlzeiten zur Hälfte mit dem Vitalkost-Pulver zu bestreiten. Kurzfristig können Sie auch Ihre täglichen Proteinaufnahme gänzlich durch *Almased Vitalkost* decken und die für Sie individuell berechnete Höchstmenge (ermittelt nach dem Normalgewicht) zu sich nehmen.

Vergessen Sie nicht: Körperliche Aufbauprozesse und damit ein langes Leben beruhen auf einer guten Versorgung mit Proteinen. Nur so können die Enzyme Telomerase und ATP'ase gebildet werden. Mit Hilfe des *Forever-Young*-Programms gelingt es Ihnen, vor allem die Zellen des so wichtigen Magen-Darm-Bereichs zu regenerieren. Durch die »Vorverdauung« des Vitalkost-Pulvers, das heißt durch die Fermentierung des Pulvers mit Honigenzymen, kann auch bei extrem geschädigter Darmschleimhaut (infolge normaler oder vorzeitiger Alterungsvorgänge oder infolge von Krankheit) eine hundertprozentige Verdauung des Proteingemischs stattfinden. Das ist der entscheidende Faktor, um zu schnelles Altern zu stoppen und den Körper bei Neuaufbau und Regeneration wirkungsvoll zu unterstützen! *Almased Vitalkost* ist der Helfer, um bei guter Gesundheit sein Höchstalter zu erreichen. Die sensationell hohe Nährstoffdichte und Verdaulichkeit des Pulvers ist einmalig und wird sonst von keinem anderen Lebensmittel erreicht.

Altern ist außerdem immer mit der Abnahme der Verbrennungsvorgänge (Thermogenese) verbunden. Dadurch wird die Produktion der Schilddrüsenhormone gehemmt, genauer gesagt: Die Effektivität der Umwandlung von $T_4$ zu $T_3$ läßt nach. Diese Schwächung hat ihre Wurzeln in der abnehmenden Verdauungsleistung und der damit gekoppelten Unterversorgung der Zellen mit Proteinen. Die Dejodasen (die »Umwandler«) verlieren ihre Funktionsfähigkeit. Das hat schlimme Folgen, denn sie stellen ja die eigentlichen Motoren jeder Form von menschlicher Höchstleistung dar. Doch auch den Dejodasen bringen Sie mit dem *Forever-Young*-Programm neuen Schwung.

Mit *Almased Vitalkost* setzen Sie genau am entscheidenden Punkt an: bei der optimalen Versorgung des Organismus mit Aminosäuren. Das Vitalkost-Pulver aktiviert auf natürliche und höchst effiziente Weise die Lebenskraft von innen heraus, indem es die körpereigenen Stoffwechselprozesse positiv auf Langlebigkeit programmiert und entsprechend mit Nahrung versorgt.

**Erste Hilfe zum Stoppen von Alterungsprozessen**

Die volle Tagesdosis des Protein-Gemischs ermitteln:

- Körpergröße minus 100 = X
- X mal 2 = Tagesdosis

Diese individuell berechnete Tagesdosis bei gravierenden Alterungsprozessen über den Tag verteilt vor den Mahlzeiten einnehmen. Dauer der Einnahme: zwei bis drei Wochen. Es darf während dieser Zeit kein zusätzliches Eiweiß zugeführt werden!

## *Die Kunst, sein (Lebens-)Konto nicht zu überziehen*

Mit den Informationen zum metabolischen Potential auf Seite 81 f. wurde Ihnen bereits anschaulich gemacht, daß Ihr persönliches Gesamtguthaben an Energie, das Sie im Laufe Ihres Lebens verbrauchen können, genetisch verankert ist. Jeden Tag Ihres Lebens verbrauchen Sie durch die Nahrungsaufnahme und die damit verbundenen Stoffwechselvorgänge eine bestimmte Summe an Kalorien. Diese Summe wird von Ihrem Energiekonto abgezogen. Wenn Sie also ständig zu viele Kalorien verheizen, wird Ihr Gesamtguthaben schneller erschöpft sein als bei einem sorgsameren Umgang mit Ihren Ressourcen.

Vielleicht kommt Ihnen an dieser Stelle Dr. McCay mit seinen Rattenversuchen in den Sinn. Oder Sie denken möglicherweise an Bilder von sehr alten Menschen, die ausnahmslos von schmaler, ja dürrer Gestalt sind. Nach ihrem Rezept für ein langes Leben gefragt, antworten die Steinalten meist, daß sie beim Essen und Trinken stets Maß gehalten haben.

Nehmen wir uns daran ein Beispiel, denn nach dem, was Sie nun über die Stoffwechselfunktionen wissen, ist klar, daß das intelligente Knausern letztlich mehr bringt als die pure Völlerei. Was wir brauchen, ist eine moderne Eßkultur, die die Balance zwischen Genuß und gesunder Beschränkung hält. Eine sinnvolle Strategie wäre ein ständiges Wechseln zwischen den Polen von »Da esse ich doch, was mir schmeckt« und »Jetzt lege ich mal wieder für ein paar Tage den energiesparenden Rückwärtsgang ein«. Nach Tagen des Schlemmens ist dann regelmäßig ein kalorienbewußter Verzicht angesagt.

Ein solcher Rhythmus von unbekümmertem Genießen, gefolgt von diszipliniertem Beschränken ist gar nicht so schwer durchzuhalten. Probieren Sie diese Strategie ein paar Monate lang aus. Sie werden sich sehr schnell an die neue Balance, an den Genuß ohne Reue, gewöhnen und sich dann vielleicht fragen, wie Sie das früher mit dem ständigen Übergewicht und den Verdauungsproblemen nur ausgehalten haben.

Zweigen Sie am besten jeden Monat fünf Tage für Ihr ganz persönliches *Forever-Young*-Programm ab, und schonen Sie damit Ihr metabolisches Potential in erheblichem Umfang. Sie machen also einmal monatlich die Jo-Jo-Effekt-freie Idealdiät und verbrennen so Überflüssiges, Angesammeltes, Lästiges. Auf diese Weise gönnen Sie sich jeden Monat eine tiefgreifende Verjüngungskur, die gute Laune, geistige Frische, körperliche Elastizität und Gesundheit schenkt. Die metabolische Uhr wird dazu gebracht, sehr viel langsamer zu ticken. Sie schonen einerseits konsequent Ihr Gesamtguthaben an Lebensenergie und müssen andererseits nicht bei der Lebensqualität zurückstecken.

Die metabolische Uhr (siehe die Tabelle auf Seite 82 f.) ist in diesem Zusammenhang ein einfaches Hilfsmittel. Sie dient als Anhaltspunkt dafür, wohin die Reise geht: entweder nach links in den sicheren Hafen eines gesunden Höchstalters oder nach rechts in den frühen Tod wegen eines ständigen Überziehens des Energiekontos. Sie selbst haben die Wahl.

**Die metabolische Uhr langsamer stellen**

Wer das eigene Gesamtkonto an Lebensenergie schonen und sich trotzdem alle Gaumengenüsse gönnen will, sollte regelmäßig jeden Monat fünf Tage für die Markert-Diät reservieren.

Während der fünf Fastentage wird die Markert-Diät, wie auf Seite 99 (und ausführlich in dem Buch *Die Markert-Diät*) beschrieben, durchgeführt. In der übrigen Zeit darf auch mal hemmungslos geschlemmt werden. Langfristig zahlt sich jedoch eine generelle Umstellung auf leichte, bekömmliche Kost aus.

## *Volkskrankheit Eßstörungen und Übergewicht*

Grundsätzlich dient die Nahrungsaufnahme der Versorgung des Körpers mit Energie, so daß er überleben und aktiv werden kann. Idealerweise ißt ein schlanker Mensch nur, wenn Hunger einsetzt, und nur so lange, bis der Hunger gestillt ist.

Aber wenn es nur so einfach wäre! Dann gäbe es mit Sicherheit keine Probleme mit den Pfunden und keinen Diätenwahnsinn.

Die meisten Menschen hätten außerdem keine gesundheitlichen Sorgen, wenn sie eine gemischte Kost von etwa 2400 Kalorien (bei Männern) oder 2000 Kalorien (bei Frauen) essen würden. Jeder könnte sich dann eines Idealgewichts erfreuen, und Wohlstandskrankheiten, das heißt das Horrorszenario des metabolischen Syndroms, wären unbekannt.

Aber in einer emotional immer kälter werdenden Welt fällt der einzelne leicht aus der Wärme und Geborgenheit eines freundlichen, unterstützenden sozialen Umfeldes (Familie, Freunde, Berufskollegen, Nachbarn) heraus und gerät schnell in die Vereinsamung. In einer Gesellschaft, die den Konsum und das Spaß- und Lustprinzip über alles stellt, wird unter dem Begriff des Single-Daseins etwas verharmlost, was für den Betroffenen an sich belastend und schwierig ist. Denn Lebenspartner oder enge Vertraute, die Zuwendung, Lob und Anerkennung sowie Geborgenheit schenken, braucht jeder Mensch, um gesund und widerstandsfähig zu bleiben. Wenn diese äußeren Reize fehlen, kommt es in manchen Fällen schnell zum Griff nach Tabletten, Drogen und Alkohol, den drei großen falschen Helfern. In der Hauptsache aber wird der Trost im Essen gesucht, nach dem Motto »Dann tu' ich mir eben selbst was Gutes«.

In diesem Fall wird die Grundfunktion der Nahrungsaufnahme, die Versorgung des Organismus mit allen notwendigen Nährstoffen, zur Nebensache. Das Essen hat plötzlich die Funktion einer Ersatzhandlung: »Keiner liebt mich. Also bin ich einfach mal wieder nett zu mir selber« – und dann geht's los mit der Völlerei. Her mit den schweren Burgern, mit dem süßen Softeis, den saftigen Spareribs und fetttriefenden Pommes. Und als Nachschlag vielleicht noch ein bis zwei Stückchen von der guten Schwarzwälderkirsch-Torte mit viel Sahne.

Diese kalorienreichen Ersatzhandlungen haben allerdings fatale Auswirkungen. Denn durch das ständige Überladen des Organismus mit Kohlenhydraten jeder Art steigt der Insulinspiegel schnell über den Normalwert und schädigt den Stoffwechsel. Bleibt es nicht bei einer kurzen Phase des Trostes durch Essen, wird der Insulinspiegel auf das Doppelte des Normalwertes eingestellt – mit der Folge, daß von nun an jede Kalorie, die den normalen Bedarf übersteigt, direkt in Speicherfett umgewandelt wird.

Und da Hunger immer dann entsteht, wenn der Blutzucker- und der Insulinspiegel abfallen, ist es nicht verwunderlich, daß Dicke bei jedem kleinsten Absturz ihres Zucker- und Insulinspiegels sofort wieder essen, obwohl sie mit dem mittlerweile angefutterten Speck zwei bis drei Wochen lang leben könnten, ohne einen einzigen Bissen zu sich zu nehmen. Dieser übergewichtige Zustand birgt größte Gefahren für die Gesundheit und wirkt sich lebensverkürzend aus. Da die meisten der vier apokalyptischen Reiter – hoher Blutdruck, Arterienverkalkung, Fettstoffwechselstörungen und Zuckerkrankheit – zunächst keinen besonderen Leidensdruck erzeugen, werden sie von den Betroffenen erst zu spät wahrgenommen.

Da nicht gerade wenige von uns aus den genannten Gründen in die Kalorienfalle tappen, hier ein kleiner Leitfaden zum Umgang mit dem Hauptübel Übergewicht. Es ist heute mit Sicherheit das größte Hindernis, um das Potential an Gesundheit und Lebenserwartung auszuschöpfen.

## *Mit Leib und Seele schlank werden*

Bekannt ist, daß es sich bei den Übergewichtigen in der Mehrzahl um sehr sensible Menschen handelt, deren »Appetenz-Schwelle« besonders niedrig liegt. Bei der Nahrungszufuhr reagieren sie empfindlicher als andere auf Reize von außen und richten ihr Eßverhalten danach aus. Sie sind extrem leicht ansprechbar und verführbar, wenn es um den Gaumenkitzel geht. Einige Beispiele sollen das verdeutlichen:

- Bei etwa 10 Prozent der Übergewichtigen, in der Regel Frauen, wird das Syndrom des *nächtlichen Essens* beobachtet. Es ist charakterisiert durch Appetitlosigkeit und Essensverweigerung am Morgen und der reinen Freßsucht am Abend, gefolgt von Schlaflosigkeit. Dieses Krankheitsgeschehen basiert auf Streß. Solange die streßauslösende Situation fortbesteht, solange wiederholen sich diese nächtlichen Freßanfälle.

- Beim Syndrom der *Freßorgien* hingegen, das bei etwa 5 Prozent der Übergewichtigen vorkommt, ist die Selbststeuerung des Sättigungsgefühls empfindlich gestört. Ursache ist wahrscheinlich eine Fehlinformation auf Hormonebene (Ungleichgewicht der Endorphine und/oder Neurotransmitter). Es kommt zu zwanghaftem Verschlingen riesiger Nahrungsmengen, gewöhnlich gefolgt von Phasen mit starker Erregung und Selbstverdammung. Man nimmt an, daß emotionaler Streß der eigentliche Auslöser der Störung ist. Im Gegensatz zu den nächtlichen Freßanfällen treten diese Attacken nicht regelmäßig auf. Sie sind vielmehr mit einem bestimmten Ereignis (Kummer, Vereinsamung, Verlust, berufliche oder finanzielle Probleme usw.) verbunden.
- Bei *Störungen des Körperbildes* wird der Körper als grotesk und ekelerregend wahrgenommen und mit Feindseligkeit und Verachtung »bestraft«. Das Selbstwertgefühl ist bei den Betroffenen stark beeinträchtigt. Sie sind unsicher und in ihrem sozialen Verhalten gestört. Meist leiden sie unter Minderwertigkeitskomplexen. Hier besteht das Übergewicht oft schon seit frühester Kindheit.

Diese extremen Formen der Freßsucht sind mit Hilfe verhaltenstherapeutischer Maßnahmen sehr gut in den Griff zu bekommen und heilbar.

Die Freßsucht ist eine recht verbreitete Form der Streßbewältigung. Auf ständig wiederkehrende Streßfaktoren reagieren viele Menschen mit verstärktem Essen. Sie versuchen, durch Nahrungsaufnahme Frustrationen auszugleichen. Doch diese Form der Streßverarbeitung ist nicht nur unangemessen und sinnlos, sondern sie führt geradewegs in die Krankheit. Der Körper wird geschädigt, aber auch die Seele leidet. So kann es neben den lebensgefährlichen Herz-Kreislauf-Erkrankungen oder Krebs zu schweren psychischen Erkrankungen bis hin zur Depression kommen. Um diesen Teufelskreis zu durchbrechen, brauchen die Betroffenen meist professionelle therapeutische Hilfe oder die Unterstützung durch eine Selbsthilfegruppe.

## *Beim Eßverhalten ansetzen*

Eine typisches verhaltenstherapeutisches Programm zum Abbau von Übergewicht und zwanghaftem Essen besteht aus vier Elementen:

1. einer genauen Beschreibung des zu kontrollierenden Eßverhaltens
2. der Kontrolle der Reize, die der Nahrungsaufnahme vorausgehen
3. der Verlangsamung des Eßvorganges
4. Belohnung des richtigen Eßverhaltens (Verstärkung vorangegangener Aktivitäten)

*1. Die Beschreibung des Eßverhaltens*: Hierbei ist es wichtig, sehr genau und gewissenhaft Buch zu führen. Regelmäßig wird notiert, was und wieviel wann und wo und mit wem zusammen gegessen wurde. Es wird auch festgehalten, welche Gefühle dabei vorherrschten. Auf diese Weise werden sich die Betroffenen der spezifischen Auslöser für ein bestimmtes Eßverhalten viel klarer – mit dem Resultat, daß von nun an bewußter gegessen wird.

Drei Beispiele sollen die Effektivität einer solchen Buchführung illustrieren:

- Ein Handelsvertreter mittleren Alters merkte zum ersten Mal, daß er nur dann besonders gern und viel aß, wenn er im Auto fuhr. Dort hatte er sich einen großen Vorrat an Süßigkeiten, Nüssen und Kartoffelchips angelegt. Mit Hilfe der konsequenten Buchführung konnte er sein Problem rasch erkennen. Er hörte auf, Eßvorräte im Auto zu deponieren, und verlor prompt an Gewicht.
- Eine 25jährige Hausfrau berichtete nach zwei Wochen, daß ihr anhand der Notizen zum ersten Mal so richtig klarwurde, daß es immer nur Ärger war, der sie zum übermäßigen Essen verleitet hatte. Ab sofort schrieb sie bei Ärger oder Wut ihre Empfindungen nieder, statt zum Kühlschrank zu gehen. Auf diese Weise lernte sie, Essen als Reaktion auf Ärger zu vermeiden, und sie verlor zum ersten Mal in ihrem Leben deutlich an Gewicht.

– Ein äußerst eindrucksvolles Beispiel für den Erfolg der Buchführung ist auch eine fettsüchtige Frau mittleren Alters, die sich drei Jahre lang in einer intensiven psychotherapeutischen Behandlung befunden hatte. Nach nur zwei Wochen Buchführung bekannte sie, daß sie dadurch mehr über die entscheidend wichtigen Aspekte ihrer speziellen Art des Essens gelernt habe als durch die langen therapeutischen Sitzungen.

2. *Reizkontrolle*: Die Kontrolle der Essensanreize umfaßt viele Maßnahmen, die in professionellen Weight-Management-Programmen seit langem gang und gäbe sind. So soll zum Beispiel der Vorrat an hochkalorigen Nahrungsmitteln zugunsten niedrigkaloriger (Obst, Gemüse usw.) drastisch begrenzt werden.

Viele Übergewichtige berichten, daß sie immer wieder beim Fernsehen zum Essen stimuliert werden. Um die Anzahl und Stärke der Reize, die zu zwanghaftem Essen führen, zu vermindern, wird diesen Menschen geraten, alle Mahlzeiten – auch kleinere Naschereien – nur noch an einem bestimmten Ort einzunehmen, am besten in der Küche. Gleichzeitig ist dafür Sorge zu tragen, neue Reize für die Essensaufnahme zu setzen und ihren Einfluß zu verstärken. So kann man zum Beispiel besonders aparte Tischdekorationen verwenden, wie Sets und Servietten in auffallenden Farben oder außergewöhnlichem Design oder ein edles Geschirr. Anstelle von Versuchen, die Menge der Nahrung zu verringern, sind die Betroffenen gehalten, auch bei kleinen Imbissen den Essensvorgang bewußt zu gestalten.

3. *Techniken zur Kontrolle des Eßverhaltens*: Die wichtigste Maßnahme ist, besonders langsam zu essen und sich der einzelnen Bestandteile der Mahlzeit bewußt zu werden. Jeder einzelne Bissen, jedes Kauen und jeder Schluck sollte zu diesem Zweck gezählt werden. Das Eßbesteck legt man nach jedem dritten Bissen beiseite. Es bleibt so lange liegen, bis der Bissen gekaut und hinuntergeschluckt

ist. Allmählich werden längere Pausen ab einer Minute Dauer eingeführt, anfangs gegen Ende der Mahlzeit, wenn solche Pausen leichter fallen. Allmählich werden die Pausen häufiger und länger, und sie werden bereits zu Beginn der Mahlzeit eingeschoben. Alle Nebenbeschäftigungen, wie Lesen oder Fernsehen, sind während des Essens strikt verboten. Der Betroffene soll sich auf sein Essen konzentrieren und es genießen. Die Mahlzeiten werden nach Möglichkeit in einer entspannten und behaglichen Atmosphäre eingenommen. Unbedingt zu vermeiden sind Diskussionen und Streitgespräche bei Tisch – alles Ernste und Negative soll später behandelt werden. Oberstes Lernziel ist: Weniger, aber dafür mit mehr Spaß und Lust essen!

*4. Belohnung des richtigen Eßverhaltens*: Die »Schüler« bekommen Extrapunkte oder Bestnoten von ihrem Therapeuten oder von Familienangehörigen und Freunden, wenn sie zum Beispiel angesichts großer Versuchungen eine kalorienfreie oder kalorienarme Alternative einem üppigen Essen vorgezogen haben. Zusätzlich zu diesem An-die-Hand-genommen-Werden kann es nicht schaden, wenn sich der Betroffene auch selbst belohnt und anspornt und sich bei Rückschlägen selbst Mut zuspricht. Wie wär's also mit einem superschicken Kleid oder Anzug in der deutlich kleineren Konfektionsgröße oder mit einem Konzertbesuch oder gar einer Traumreise?

## Das Anti-Streß-Programm

Kein modernes Programm zur Stärkung von Gesundheit und Lebensqualität wäre vollständig ohne Tips und Ratschläge zum Umgang mit Streß.

Unter »Streß« werden von den Menschen die verschiedensten Dinge verstanden. Korrekterweise unterscheidet man zwischen Disstreß und Eustreß.

- *Disstreß* ist der »ungesunde« Streß. Er ist der Hauptfeind eines langen erfüllten und gesunden Lebens. Ein Beispiel: Sie haben einen Beruf, der Ihnen gar keine Freude macht und Ihnen keinerlei Befriedigung bringt. Ihr Chef kann Sie jeden Moment feuern. Die Sekretärin haßt Sie und zettelt Intrigen an. In Ihrem Büro stehen fünf Telefone, von denen stets zwei zur selben Zeit klingeln. Zu Hause quengeln Frau und Kinder. Die Kumpel in der Kneipe mögen Ihre Sprüche schon nicht mehr hören. Ihr Fußballverein ist ans Tabellenende gerutscht. Schlimmer geht's wohl kaum. Sie stehen mit dem Rücken zur Wand. Der kleinste Funke genügt, und Sie explodieren. Dieser mörderische Streß wird Sie womöglich dauerhaft um Ihre Gesundheit bringen!
- Beim *Eustreß,* der kreativen, anregenden, wie Champagner kitzelnden Form von Streß, sieht die Situation ganz anders aus. Zum Beispiel haben Sie in dieser Lage Ihren Traumjob. Sie sind sogar Ihr eigener Chef. Egal wie hektisch es auch manchmal zugehen mag, Sie bestimmen, wo's langgeht, und treffen selbständig wichtige Entscheidungen. Ihre Sekretärin liest Ihnen jeden Wunsch von den Augen ab und arbeitet Ihnen perfekt zu. Zu Hause erwartet Sie eine liebevolle Gemahlin, die ihren eigenen Job hat, der sie gänzlich ausfüllt. Sie lieben sich, und sie ist gerade mit Ihrem gemeinsamen Wunschkind schwanger. Da klingelt eines von fünf Telefonen. Sie erfahren, daß die Aufsichtsbehörde grünes Licht für Ihr neuestes Projekt gegeben hat. Sie können nun mit Ihrem jungen Unternehmen an die Börse gehen – ein Wagnis, doch Sie wissen, daß sich damit Ihr beruflicher Lebenstraum erfüllen wird.

Bei beiden Formen von Streß – beim positiven wie auch beim negativen – kommt es in Ihrem Gehirn und folglich auch in Ihrem Organismus zu bestimmten Reaktionen. Das heißt, ein Gedanke, ein Gefühl oder eine Vorstellung, die mit Gefühlen verbunden ist, zieht eine körperliche Reaktion und Empfindung nach sich. Negative Empfindungen drücken auf Leib und Seele. Eine positive Einstellung verleiht hingegen Flügel.

Ein Beispiel: Wenn Sie nach einer bleischweren Nacht mit Alpträumen morgens voller Ängste aufwachen und der Tag wie ein unüberwindlicher Berg vor Ihnen liegt, werden Sie verzagt und mutlos in den Tag gehen. Schwerlich wird etwas Gescheites dabei herauskommen, denn Sie reagieren plötzlich aus Ihrer geschwächten Position nur noch auf die Impulse von außen. Unfreiwillig kreieren Sie Ihren Mißerfolg, indem Sie in Ihrer Negativität steckenbleiben.

Das Gegenbeispiel: Sie hatten einen erquickenden Schlaf voll süßer und stimulierender Träume. Sie springen frisch, ausgeruht und voller Tatendrang aus dem Bett. Sie freuen sich wie ein kleines Kind auf das Abenteuer des kommenden Tages, und Sie sind bereit, es mit allen Herausforderungen aufzunehmen. Sie fühlen sich einfach wohl in Ihrer Haut. Alles, was Sie anpacken, wird ein Erfolg.

Ihre eigene Erfahrung kann Ihnen zeigen, daß Denken, Fühlen und vegetatives Nervensystem eng miteinander vernetzt sind und sich wechselseitig beeinflussen. Speziell die Psychoneuroimmunologie beschäftigt sich auf theoretischer und praktischer Ebene mit der Tatsache, daß die positive oder negative Vorstellung eines Menschen sein Tun vollkommen beeinflußt. Man hat herausgefunden, daß die eigenen Vorstellungen zudem entscheidenden Einfluß darauf haben, ob ein Mensch erkrankt oder auf Dauer gesund bleibt und sehr alt wird.

Geht man mit einem Lächeln und Zuversicht durch den Tag, ist man vielleicht sogar verliebt in einen Menschen oder gar in das Leben schlechthin, dann führt diese Art der positiven Lebensführung zur Freisetzung von so vielen Wohlfühlsubstanzen (Endorphine, Immun- und Killerzellen, Neurotransmitter usw.) im Körper, daß dieser gut funktionieren und sich gut vor Krankheit schützen kann. Mit dieser inneren Einstellung ist es leicht, ein hohes Lebensalter zu erreichen.

Im Gegensatz dazu werden durch Zweifel, Grübeleien, sorgenvolle Gedanken und Pessimismus all diese schützenden Substanzen nur in unzureichendem Ausmaß gebildet. Der Körper kann sich so nicht wirkungsvoll vor Gesundheitsstörungen und vorzeitigem Altern abschirmen.

## *Impulse aus dem Gehirn*

Beim menschlichen Gehirn unterscheidet man funktionell zwischen dem Links- und dem Rechtshirn.

Die Funktionen des Linkshirns beziehen sich auf alle rationalen, materiellen Angelegenheiten. Mit dieser Hirnhälfte verdienen wir zum Beispiel unser Geld und erforschen und gestalten unsere Welt. Dort sind Zahlen, Fakten und Daten gespeichert. Diese Sphäre ist eher nüchtern und emotionslos und taugt so gar nicht für Romantik und Schwärmerei. Die Männer- und Geschäftswelt ist eindeutig von einer Dominanz der linken Hirnhälfte geprägt.

In der rechten Hirnhälfte schlummern Dinge, die vielen von uns durchaus ein bißchen Angst und Unbehagen machen: Instinkte, Irrationales, Gefühle, Stimmungen. Es ist auch der Ort der Kreativität und des schöpferischen Potentials. Hier sind Déjà-vu-Phänomene (»Das hab' ich doch schon einmal erlebt ...«), Magisches (»Wenn das Telefon klingelt, weiß ich fast immer, wer dran ist«) zu Hause. Hier erleben wir alles gefühlsmäßig und intuitiv.

Im Idealfall schwingen Sie in Ihrem Denken und Handeln je nach Bedarf zwischen linker und rechter Hirnhälfte hin und her. Und zwar ohne Stimulanzien wie Alkohol, Nikotin, Medikamente oder Drogen. Sie hören einerseits auf Ihre innere Stimme, auf Ihre Intuition (Rechtshirn), gleichzeitig verlieren Sie andererseits nicht die Realität der Dinge aus den Augen und treffen rationale Entscheidungen (Linkshirn).

Im Zuge der Reizüberflutung in unserer modernen Gesellschaft werden die beiden Gehirnhälften nicht mehr harmonisch synchronisiert. Es kommt zur dauerhaften Dominanz einer Gehirnhälfte, in der Regel der linken. Außerdem zwingt ein hektisches Lebenstempo den meisten von uns den gefährlichen negativen Streß auf. Es kommt so zu einer permanenten Überflutung mit den Streßhormonen Adrenalin und Cortisol und zu einer pausenlosen Störung und Behinderung der Zellneubildung und Regeneration des Körpers.

Um bei guter Gesundheit und ausgeglichener Gemütslage ein hohes Alter zu erreichen, bedarf es sowohl einer kontinuierlichen Ausbalancierung der beiden Gehirnhälften als auch eines effizienten Streß-Managements.

Bezogen auf das Verhalten können wir grob zwei Menschentypen unterscheiden:

- Typ A: Er ist gekennzeichnet durch aufbrausendes, egozentrisches und sehr überhebliches Verhalten. Er sieht sich als das Maß aller Dinge. Sensibilität, Zartgefühl und Rücksichtnahme sind ihm fremd. Er setzt seine Bedürfnisse knallhart durch. Dieser Mensch feuert seine Energie nach außen. Er scheint in manchen Situationen regelrecht zu explodieren. Er neigt zu Herzinfarkt, Schlaganfall und hohem Blutdruck, weil er permanent unter Hochdruck steht und mit Volldampf durchs Leben braust.
- Typ B: Er zeigt sich überwiegend weich und empfänglich. Sein überangepaßtes Verhalten zielt darauf ab, allen zu gefallen und niemand weh zu tun. Hier finden wir die netten, hilfsbereiten und uneigennützigen Zeitgenossen. Bei näherem Hinschauen entdecken wir jedoch, daß bei ihnen aus falsch verstandener Menschenfreundlichkeit kein eigener vitaler Impuls erkannt und umgesetzt wird. Zu diesem Typ zählen Menschen mit einem Helfersyndrom; es sind Menschen, die sich für andere aufopfern und lebenslang einen Verzicht leisten. Solche Menschen neigen eher zu Implosionen, das heißt, sie schlucken alles Unangenehme und Belastende herunter, statt es zu konfrontieren und anderen Grenzen zu setzen. Doch auch in diesem Fall knallen früher oder später die Sicherungen durch. Negativer Streß tut ein übriges; am Ende steht oftmals eine Krebserkrankung.

Auch Sie selbst werden entweder mehr zu Typ A oder zu Typ B tendieren. Werden Sie sich bewußt, wo Ihre persönlichen Defizite und Schwachstellen liegen. Auf der Straße zur Langlebigkeit haben Sie genügend Gelegenheit, Ungleichgewichte wieder ins Lot zu bringen und etwas dazuzulernen – Geduld oder mutige Entschlossenheit, stille Nachdenklichkeit oder temperamentvolle Ausdruckskraft –, um gesund zu bleiben und sich des Lebens zu freuen.

## *Von Beta nach Alpha*

Ähnlich wie die Herzfunktion mit einem EKG (Elektrokardiogramm) gemessen wird, kann man Gehirnfunktionen mit Hilfe eines EEG (Elektroenzephalogramm) aufzeichnen und auswerten. Im Rahmen unseres *Forever-Young*-Programms sind für uns zwei Werte des EEG von besonderem Interesse:

- die Alpha-Wellen – sie haben eine Frequenz von 8 bis 13 pro Sekunde und spiegeln den maximalen Ruhe- und Erholungszustand des Gehirns wider. Sie kommen vor allem in der Hinterkopfregion vor
- die Beta-Wellen – ihre Frequenz liegt bei 14 bis 30 pro Sekunde. Sie sind wesentlich kleiner als die Alpha-Wellen und kommen hauptsächlich im Stirn- und Mittelhirnbereich vor. Sie dominieren stark unter dem Eindruck von Sinnesreizen, bei geistiger und körperlicher Anspannung und bei bestimmten Vergiftungen (Alkohol, Drogen)

## *Was heißt das konkret für Ihren Alltag und vor allem für Ihren Wunsch, Ihr Potential an Lebensjahren voll auszuschöpfen?*

Stellen Sie sich einmal ganz nüchtern Ihren Tagesbeginn vor. Sie springen aus dem Bett. Nach dem Bad gehen Sie in die Küche und setzen Kaffeemaschine, Toaster, Herd, Mikrowelle in Gang. Beim Frühstück hören Sie Radio oder sehen fern. Welche Hirnhälfte dominiert? Ihr Linkshirn. Sie sind schon früh am Morgen auf dem im

Prinzip recht streßreichen Niveau der Beta-Wellen. Der (Dis-)Streß peitscht Sie weiter durch ihren (Berufs-)Alltag. Er durchkreuzt Ihnen bis zum späten Abend jede Chance auf Regeneration und Zur-Ruhe-Kommen.

Alkohol und Medikamente sind untaugliche Mittel, um in dieser Situation doch noch einmal abzuschalten. Beide sind an sich bereits lebensverkürzende Streßfaktoren der negativsten Art. Vielmehr sind Sie reif für das Programm zur Rechts-links-Synchronisation. Es basiert auf vier Säulen:

1. Abbau von permanentem negativem Streß (Disstreß)
2. Ausgleich von Beta- und Alpha-Wellen, das heißt von Beanspruchungs- und Ruhephasen
3. Mischung und Ausgleich der Eigenschaften von Charaktertyp A und B
4. Betonung des höchsten biologischen Prinzips: Lebensfreude und hohe Lebensqualität

Um ein Maximum an Erfolg und Durchschlagskraft zu erzielen, kombinieren wir bei unserem Anti-Streß-Programm ein bewährtes Verfahren aus dem asiatischen Raum mit einer bestens erprobten westlichen Methode: Meditationsübungen und Autogenes Training.

Mit Hilfe des Autogenen Trainings können Sie im Laufe einer mindestens halbjährigen konstanten Übungsphase bestimmte Affirmationen im Unterbewußtsein verankern. Die Affirmationen dienen zusammen mit Meditationsübungen dazu, Ihre bisherige Lebensführung umzuprogrammieren, so daß Sie einen Zuwachs an Wohlbefinden, Gesundheit und Zufriedenheit erfahren. Beide Methoden tonisieren Ihr gesamtes Vegetativum. Sie versetzen Sie in die Lage, genügend Alpha-Wellen zu erzeugen und so eine wirkungsvolle Streßabwehr aufzubauen.

Setzen Sie sich jedoch auch bei diesem Programm nicht unter Leistungsdruck. Üben Sie stets spielerisch und gelassen. Erwarten Sie nicht schon nach dem ersten Üben bemerkenswerte Resultate. Lassen Sie alles ruhig an sich herankommen. Horchen Sie in sich hinein, und tendieren Sie von Anfang an mehr dazu, der rechten Gehirnhälfte Ausdruck zu verleihen. Das wird Ihnen zu Beginn ein bißchen schwerfallen, aber mit einiger Übung automatisiert sich dieser Prozeß und zieht Sie immer tiefer hinein in die Ruhe, Wärme und Geborgenheit.

## *Das Autogene Training*

Sie sorgen für eine ruhige und entspannte Atmosphäre (kein Telefon, keine dringenden Termine, abgedunkeltes Zimmer). Sie sind mit sich allein und haben mindestens 10 bis 15 Minuten Zeit.

Sie können diese Übungen sowohl im Liegen als auch im Sitzen, in der sogenannten Kutscherhaltung, machen. Das heißt, der Kopf ist leicht nach vorn geneigt, die Unterarme liegen locker auf den Oberschenkeln. Sie horchen in sich hinein. Sie konzentrieren sich anfangs auf Ihre Atmung und beobachten das Einatmen und Ausatmen. Gedanken, die kommen, lassen Sie geschehen und weiterziehen.

Sie konzentrieren sich auf Ihren linken Arm und denken fortwährend:
*Mein linker Arm ist schwer, ganz schwer ...*

Dann konzentrieren Sie sich auf Ihren rechten Arm und denken:
*Mein rechter Arm ist schwer, ganz schwer ...*

Dann folgt die Konzentration auf das linke Bein:
*Mein linkes Bein ist schwer, ganz schwer ...*

Anschließend konzentrieren Sie sich auf das rechte Bein:
*Mein rechtes Bein ist schwer, ganz schwer ...*

Nun konzentrieren Sie sich auf ein intensives Wärmegefühl in Ihren Extremitäten nach dem Muster:

*Mein linker Arm ist warm, ganz warm …*
*Mein rechter Arm ist warm, ganz warm …*
*Mein linkes Bein ist warm, ganz warm …*
*Mein rechtes Bein ist warm, ganz warm …*

Und Sie fahren fort mit der Konzentration auf die Atmung:

*Es atmet mich …*

Sie konzentrieren sich dabei auf nichts anderes als auf Ihren eigenen, ganz ursprünglichen Atemrhythmus.

Nach ein paar Wiederholungen fahren Sie fort mit:

*Mein Herz schlägt ruhig, ganz ruhig …*

Nun konzentrieren Sie sich auf Ihren Bauchnabel und denken:

*Mein Sonnengeflecht durchströmt mich warm, ganz warm …*

Und Sie spüren, wie ein intensives Wärmegefühl, einer Sonne gleich, vom Zentrum Ihres Nabels ausgehend den gesamten Bauchraum durchströmt und wärmt.

Danach konzentrieren Sie sich auf:

*Meine Stirn ist kühl, angenehm kühl …*

Wenn Sie zu den besonders nervösen und streßgeschädigten Zeitgenossen gehören, können Sie fortfahren mit:

*Langsam locker lassen, das tut wohl, wirklich wohl …*

Zum Schluß der Übung sagen Sie sich innerlich:

*Alles wird gut, es wird alles gut …*

Diese Entspannung können Sie auch morgens nach dem Aufwachen im Bett üben. Sie spreizen dabei nur leicht die Arme und Beine ab und beginnen.

Sind Sie besonders motiviert und wollen Sie unbedingt den schnellen Erfolg, können Sie es abends vor dem Einschlafen noch einmal versuchen. Es kann passieren, daß Sie dabei so ruhig werden, daß Sie lange vor dem Ende der Übung sanft einschlummern.

Sobald Sie diese Übungen eine Weile praktiziert haben und merken, daß Sie trotz Reizüberflutung viel ruhiger und gelassener sind, können Sie zwischendurch spezielle Affirmationen einstreuen und zum Beispiel leise oder laut sagen:

- *Ich schaffe es spielend, alt zu werden und dabei kerngesund zu bleiben.*
- *Alles fliegt mir zu und gelingt wie von allein.*
- *Ich überwinde meine Krankheit und bleibe bis ins hohe Alter fit.*

- ..............................................................................
- ..............................................................................
- ..............................................................................

Ich will Ihre Phantasie in keiner Weise beeinflussen. Lassen Sie Ihre Gedanken spielen. Gestalten Sie Ihr ganz persönliches *Forever-Young*-Programm, nach der hier gegebenen Anleitung. Prägen Sie Ihre individuellen Erfolgsformeln.

Ich selbst habe jahrelang zunächst nur das Autogene Training, dann nur die Meditation geübt und damit lediglich mäßigen Erfolg gehabt. Doch als ich beide Methoden kombinierte, schaffte ich den Durchbruch zu echter Gelassenheit und Lebensfreude.

## *Einfache Meditationsübungen*

Sie bereiten sich wie beim Autogenen Training vor und setzen sich entspannt hin. Versuchen Sie es bei den Meditationsübungen aber nicht mit dem Lotossitz, er würde Ihnen auf Dauer nur eine schmerzhafte Arthrose der Kniegelenke bescheren. Durch das extreme Abknicken und Abwinkeln der Beine kommt es nämlich zu einer drastischen Verminderung der Durchblutung.

Plazieren Sie etwa einen Meter entfernt in Augenhöhe eine brennende Kerze. Sie konzentrieren sich zunächst auf Ihre Atmung. Dann kneifen Sie die Augen zu schmalen Schlitzen zusammen und schauen in das flackernde Kerzenlicht. Nun schließen Sie die Augen und sehen die Kerze innerlich vor Ihrem geistigen Auge.

Gedanken kommen Ihnen in den Sinn. Sie lassen sie gewähren. Wenn Sie das innere Bild des Kerzenlichts verloren haben, öffnen Sie die Augen wieder ein wenig und nehmen den gelben Schein in sich auf. Sie schließen die Augen erneut – und so fort.

Sie sollten nach einiger Zeit dahin kommen, daß Sie in ein strahlendes gelbes Licht, in ein Meer von Sonne und Wärme eintauchen, wenn Sie die Augen schließen. Immer dann, wenn dieses Bild Ihnen entgleitet, öffnen Sie die Augen und nehmen das Licht wieder auf, um es nach innen zu transportieren.

Zu Beginn der Meditationsübung im Sitzen oder Liegen stellen Sie sich vor,

- daß Sie ein Vogel oder ein anderes Geschöpf sind, das den Himmel durchstreift. Schauen Sie auf die Erde herunter, genießen Sie das Gefühl der Freiheit und der Schwerelosigkeit.
- Tauchen Sie danach hinein in die Wunderwelt des Meeres. Betrachten Sie die bunten Fische vor einer bizarren Korallenbank. Treiben Sie in Zeitlupe durch die smaragdgrüne Wunderwelt eines Korallenriffs. Zeit spielt keine Rolle.
- Dann sind Sie eine Katze, die zusammengerollt schnurrt und nichts anderes will, als ihr Fell in den ersten Frühlingsstrahlen zu wärmen. Vergessen Sie alle Hektik und Sorgen.

Vielleicht kommen Ihnen hin und wieder Alltagsgedanken in den Sinn, die die friedliche, beschauliche Alpha-Welt Ihrer Imaginationen stören. Macht nichts, lassen Sie diese Beta-Gedanken wieder los, und wenden Sie sich zu diesem Zweck einem neuen positiven inneren Bild zu:

- Sie sitzen morgens im Sommer an einem Gebirgssee. Auf den Berggipfeln liegt noch Schnee. Da geht die Sonne auf. Ganz langsam taucht sie das dunkle Gewässer in ein glitzerndes Meer von Gold und Gelb.
- Es duftet nach frischem Heu und Kräutern. Sie fühlen sich dabei so unendlich wohl, leicht und unbeschwert. Sie lächeln bei dem Gedanken.

Lassen Sie sich Zeit, um sich diese wohltuenden Szenarien auszumalen und um sie auch zu verändern. Der Grundtenor ist immer derselbe: Harmonie und innere Ausgeglichenheit. Dabei kommt es zu der Rechts-links-Synchronisation der Gehirnhälften. Das mentale, vernunftbetonte Linkshirn wird allmählich weniger dominant, die kreativen und künstlerischen Seiten, die im Rechtshirn angesiedelt sind, kommen mehr und mehr zum Vorschein. Sie werden den Erfolg dieser ausgleichenden Übungen daran erkennen, daß Ihre Mitmenschen viel positiver und offener auf Sie zugehen. Und Sie selbst werden ruhiger und gelassener. Gefühl und Verstand kommen in Einklang. Die Reizüberflutung ist für Sie keine Bedrohung mehr.

Die Übungen beenden Sie, indem Sie sich wieder auf Ihre Atmung konzentrieren und schließlich die Augen langsam öffnen.

Bauen Sie diese Entspannungsübungen gut in Ihren Alltag ein, es lohnt sich. Sie gewinnen tatsächlich an Ruhe und Gelassenheit. Viele Dinge, die Ihnen früher Kopfzerbrechen bereitet und letztlich Ihre Gesundheit untergraben haben, entscheiden Sie nun ganz spielerisch aus einem inneren Wissen heraus. Sie reagieren im Alltag plötzlich vermehrt mit der rechten Gehirnhälfte. Ihr Bewußtsein erfährt dadurch eine enorme Erweiterung und Bereicherung. Echte Lebensfreude stellt sich ein – eine der entscheidenden Voraussetzungen, um bis ins hohe Alter jung zu bleiben.

## Fragen und Antworten

*Man hört immer, daß zuviel Eiweiß schädlich ist und man nicht täglich Fleisch essen soll. Bekommt mein Körper nicht zuviel Eiweiß, wenn ich jeden Tag das Protein-Pulver zu mir nehme? Ich bin Vegetarierin, und mir ist der Gedanke an eine so einseitige Eiweißernährung unangenehm.*

Jeder Mensch braucht täglich ein Gramm Eiweiß pro Kilogramm Körpergewicht, um gesund zu bleiben und optimal funktionieren zu können. Ausgelaugte Böden sind nur einer der Gründe, warum wir uns heute mit der Nahrung nicht mehr optimal mit Nährstoffen, unter anderem Aminosäuren, versorgen können. Auch eine alters- oder krankheitsbedingte Verschlechterung der Verdauungsleistung steht der guten Versorgung mit Nährstoffen entgegen. Das Vitalkost-Pulver ist ein besonders hochwertiges Nahrungsmittel in unseren modernen Zeiten, in denen trotz eines Überangebots an Nahrung dennoch Mangel an Nährstoffen herrscht. Selbst Menschen, die täglich Fleisch essen, erreichen nicht die optimale Versorgung mit Proteinen, wie sie durch das Pulver möglich ist. Für Vegetarier ist das Pulver eine ideale Nahrungsergänzung.

*Gibt es auch ähnlich wirksame Präparate auf dem Markt?*

Das im Rahmen des *Forever-Young*-Programms und speziell der Markert-Diät verwendete Eiweißpulver (*Almased Vitalkost*) ist in Zusammensetzung und Wirkung einmalig. Das Präparat ist das Ergebnis langjähriger Forschungen und mittlerweile hunderttausendfach erprobt. Die einzigartigen Erfolge, die mit dem Pulver vor allem bei der Gewichtsreduktion erzielt werden, sind wissenschaftlich dokumentiert und medizinisch anerkannt. Vergleichbare Resultate können mit anderen Eiweißdrinks nicht erzielt werden.

*Ich leide an einer Schilddrüsen-Überfunktion. Darf ich überhaupt das Eiweißpulver einsetzen und meinen Stoffwechsel anheizen?*

Selbst Menschen mit einer Störung der Schilddrüsenfunktion können *Almased Vitalkost* einnehmen und damit etwas für ihre Gesundheit und Langlebigkeit tun. Allerdings sollte die Kur erst nach Rücksprache mit dem behandelnden Arzt begonnen werden.

*Bei welchen Krankheiten profitiert der Patient von einer Kur mit dem Eiweißpulver?*

Die regelmäßige Anwendung von *Almased Vitalkost* hilft bei der Vorbeugung, Linderung und Heilung folgender Gesundheitsstörungen:

- Arteriosklerose, Herzinfarkt und Schlaganfall, Bluthochdruck
- Fettstoffwechsel-Störungen, zu hoher Cholesterinspiegel
- Diabetes mellitus (Zuckerkrankheit)
- Allergien
- alle Formen von Krebserkrankungen
- Autoimmunkrankheiten wie Morbus Bechterew, Morbus Crohn, Colitis ulcerosa, chronische Polyarthritis (Rheuma)
- Nierenerkrankungen
- Alzheimer-Krankheit
- Depressionen
- trockene, juckende (Alters-) Haut

Lassen Sie sich von Ihrem Arzt beraten, und sprechen Sie mit ihm die Dosierung des Präparats ab.

### *Können auch Schwangere und Stillende das Vitalkost-Pulver einsetzen?*

Die werdende Mutter und das Ungeborene sowie Stillende und ihr Baby profitieren in besonderem Maß von einer Einnahme des Eiweißgemisches. Körperwachstum und Zellneubildung, die Ausdifferenzierung von Organen, Knochen, Muskeln und Nerven im kindlichen Körper verlangen eine gute Nährstoffversorgung. Die essentiellen Aminosäuren sind die grundlegenden Bausteine für den Organismus. Mit dem Pulver werden Mutter und Kind hochwertige Proteine und Enzyme in leichtverdaulicher Form zugeführt, so daß die Wachstums- und Aufbauprozesse auf hohem Niveau ablaufen. Babys bekommen so einen guten Start in ein langes, gesundes Leben.

### *Dürfen auch Kinder das Vitalkost-Pulver nehmen?*

Das Eiweißpulver ist ein hochwertiges Nahrungsmittel und auch für Kinder geeignet. Bei über- oder untergewichtigen sowie bei kranken Kindern sollte jedoch unbedingt der Arzt zu Rate gezogen werden. (Weitere Hinweise in dem Buch: *Die Markert-Diät in der ärztlichen Praxis.*)

### *Kommt es zu gefährlichen Nebenwirkungen, wenn das Pulver zusammen mit Medikamenten eingenommen wird?*

Eine gleichzeitige Einnahme von Medikamenten führt nicht zu schädlichen Nebenwirkungen. Doch auch hier gilt: Lassen Sie sich im Zweifelsfall immer von Ihrem Arzt beraten, wenn Sie das *Forever-Young*-Programm beginnen.

*Muß man generell viel trinken, wenn man das Eiweißpulver als Nahrungsergänzung nimmt, oder gilt das nur für die Markert-Diät?*

Beim Fasten mit der Markert-Diät ist es wichtig, täglich mindestens 2,5 Liter Flüssigkeit zu sich zu nehmen, um den Organismus beim Entschlacken zu unterstützen. Wenn *Almased Vitalkost* lediglich als Nahrungsergänzung verwendet wird, ist eine so hohe tägliche Flüssigkeitszufuhr nicht notwendig. Doch ist es generell empfehlenswert, viel Wasser und Kräutertee zu trinken, um gesund und fit zu bleiben. Vor allem ältere Menschen vergessen oft das Trinken, da sie kein besonderes Durstgefühl verspüren.

## Erfahrungsberichte

*Die meisten Erfahrungsberichte, die mich erreichen, beziehen sich natürlich auf die Erfolge mit der Markert-Diät. Doch neben der Gewichtsreduktion wird immer wieder der Effekt genannt, daß das Eiweißgemisch stärkend, energetisierend und verjüngend wirkt. Die Menschen gewinnen an Vitalität und jugendlichem Schwung; größere und kleinere Beschwerden, vor allem auch Schmerzen, verschwinden bei manchen Patienten im Zuge der Einnahme von Almased Vitalkost.*

»Ich habe vor kurzem Ihr Buch (*Die Markert-Diät*) mit großer Begeisterung gelesen und daraufhin auch die Turbo-Diät gemacht. Ich nahm in einer Woche vier Kilo ab. Ich fühlte mich in dieser Woche wirklich super und hatte eine Energie wie schon lange nicht mehr. Aber bei mir stellte sich noch ein anderes Phänomen ein: Meine Gesichtshaut wurde ganz rein, und meine Falten verringerten sich. Es fiel sogar Personen auf, die von meiner Diät nichts wußten ...«

*Frau U. F., Aschau*

»Ich habe 1985 mit *Almased* angefangen und in drei Monaten zwanzig Kilo abgenommen. Ein Supererfolg ... Im April 1996 bekam ich eine Trigeminusentzündung. Von da an konnte ich nur mit Lupe lesen, kaum Handarbeiten machen und mußte jeden Tag Tabletten nehmen. Die Untersuchungen blieben alle ohne Erfolg. Die Schmerzen waren nur mit den Tabletten zu ertragen. Anfang Dezember 1996 nahm ich (nach einjähriger Pause) wieder *Almased*, eigentlich wegen meiner inneren Unruhe. Doch nach vierzehn Tagen *Almased*-

Einnahme merkte ich, daß meine Schmerzen fast weg waren, ohne Tabletten. Ich habe bis heute keine Schmerzen. Jeden Tag nehme ich sechzehn Teelöffel *Almased*. Inzwischen kann ich wieder ohne Lupe lesen, wieder schreiben und Handarbeiten machen. Es ist für mich wie ein Wunder ...«

*Frau K. G., Rosche*

»Eigentlich war ich mir hundertprozentig sicher, daß ich keine Diät mehr machen werde ... Ich hatte in den letzten Jahren genügend Erfahrungen mit Diäten gemacht und habe nie ein Wunder, dafür aber Mißerfolge und Frustrationen erlebt ... Zähneknirschend und voller Zweifel, gepaart mit minimaler Hoffnung, begann ich Ihre Eiweißdiät. Entgegen meinen Erwartungen fühlte ich mich während der Diät von Anfang an richtig gut, und ich konnte locker die Zeit, die ich mir vorgenommen hatte (drei Wochen), einhalten. Danach war ich zwölf Kilo leichter und glaubte fast wieder an Wunder.«

*Frau R. T., Tübingen*

»Die auf einem analytisch-wissenschaftlichen Ansatz beruhende neue ernährungstherapeutische Behandlungsform der Markert-Diät konnte ich im Verlauf der letzten zwölf Monate in meiner naturheilkundlich orientierten Praxis auf ihre Durchführbarkeit prüfen. Es zeigte sich dabei, daß die in den Publikationen durch Herrn Kollegen Markert getroffenen Aussagen zutreffend sind und sich die Methode gut in den täglichen Ablauf einer ambulanten ärztlichen Praxis integrieren läßt. In der Markert-Diät liegt eine der wenigen modernen und gut belegten Therapieformen zur Gewichtsreduktion vor, der eine noch größere Verbreitung in der ärztlichen Praxis zu wünschen ist.«

*Dr. med. M. G., Heidelberg*

»Aufmerksam geworden durch einen Artikel im *Deutschen Ärzteblatt*, habe ich Mitte 1997 nach dem Durchlesen des sehr gut verständlichen Buches *Die Markert-Diät – Endlich Schluß mit dem Jo-*

*Jo-Effekt* erfolgreich mit dieser Diät mehr als zehn Kilogramm Körpergewicht abgenommen. Seitdem halte ich bei normaler Lebensweise mein Gewicht, schiebe aber gelegentlich nach einem üppigen Wochenende mal wieder ein bis zwei Markert-Tage ein. Inzwischen habe ich mehrere örtliche Kollegen und Patienten von dieser Diät überzeugt ...«

*Dr. med. R. K., Ingolstadt*

»Ich fliege als Pilot Langstrecken. Seit ich regelmäßig *Almased* nehme, habe ich keine Jet-lag-Beschwerden mehr. Ich schlafe besser und fühle mich fit. Meine Stimmungsschwankungen sind verschwunden.«

*Herr M. L., New York*

»Durch vier Operationen am Bein war ich (75 Jahre) stark behindert und bewegte mich in der Folge immer weniger und wurde immer dicker. Versuche verschiedener Diäten brachten nichts, und meine Psyche war im Keller. Nach drei Monaten (mit Pausen) Markert-Diät habe ich zwar noch nicht mein Wohlfühlgewicht, bin aber sichtlich schlanker geworden (zwölf Kilo weniger).«

*Frau M. S., Tübingen*

»Dank Ihrer Kur habe ich ein Gewicht erreicht, von dem ich noch nicht einmal zu träumen wagte! ... Auch in puncto Bewegung – ich radle sehr gern und weite Strecken – entwickele ich plötzlich mehr Leistungsfähigkeit und Ausdauer bei Steigungen. Dazu muß ich noch erwähnen, daß ich ein Asthma-Kind war (vom 2. bis 24. Lebensjahr ein bis zwei Anfälle jährlich). Am Ende der Kur (13 Tage) wog ich 59 Kilo, inzwischen sind es nur noch 58 Kilo. Außerdem habe ich einen ärztlichen Check-up machen lassen und sehr gute Blutwerte mit einem hohen Schutzfaktor gegen Arteriosklerose!«

*Frau I. W., Berlin*

»Ich nehme gelegentlich eine Woche lang etwa drei Teelöffel *Almased* vor den Mahlzeiten ein. Ich spüre, daß es meiner Verdauung guttut und mich insgesamt in Schwung bringt. Ich habe dann ein leichtes Gefühl, als ob alles, was ich esse, gut und schnell im Körper ›verbrannt‹ wird.«

*Herr U. K., Worms*

»Ich habe mit der Markert-Diät begonnen, um zu entschlacken. Doch am meisten hat mich die stimmungsaufhellende und belebende Wirkung in Erstaunen versetzt. Ich hätte Bäume ausreißen können und war plötzlich voller Lebensfreude.«

*Frau Dr. B. L., München*

»Ich setze das Pulver mit großem Erfolg bei hyperaktiven Kindern ein. Sie werden dadurch viel ruhiger, ausgeglichener und können sich in Schule und Kindergarten viel besser konzentrieren.«

*Frau Dr. med. S. I., Kiel*

»Habe es endlich geschafft und die Diät angefangen. Ist einfach super. Seit letztem Freitag habe ich bereits 2,4 kg abgenommen, von 71,2 auf 68,8 kg bei einer Größe von 167 cm. Werde die 14 Tage sicher mit links durchstehen, denn ich habe keinerlei Hungergefühl, keine Kopfschmerzen, keine schlechte Laune ...«

*Frau A. (Internet-Chat)*

»Vor einem Jahr sechswöchiger Krankenhausaufenthalt wegen Nahrungsmittelallergie. Bei Nulldiät (14 Tage) nicht abgenommen! Am 11.2. mit Ihrer Diät angefangen (plus Sport). Am 23.2. Fastenbrechen. Gewichtsabnahme: 5,5 kg! Seit 24.2. Kalorien- und fettreduzierte Vollkost (plus etwa einmal täglich Eiweißtrunk). Luxus: ein Glas (200 ml) trockener Wein abends. Seither ›steht‹ mein Gewicht (zur Zeit 84 kg). Ich fühle mich super, beinahe euphorisch und leistungsstark. Bald lege ich wieder Fastentage ein.«

*Frau C. L., Frankfurt*

»Ich bin 59 Jahre alt, berufstätig und viel Streß ausgesetzt. Bis vor etwa acht Jahren war ich Langstreckenläufer. Aufgrund von Wohnungswechsel und Hausbau habe ich dem Sport ade sagen müssen, mit dem Ergebnis, daß ich mir etwa 10 kg ›angefressen‹ habe. Am 29.12.1998 brachte ich bei 1,70 m Körpergröße 80 kg auf die Waage. Ich kaufte mir Ihr Buch und bereitete mich einige Wochen mental auf die Kur vor. Die Kur zog ich genau nach Vorschrift durch … Nach 14 Tagen waren schon 7 kg verschwunden … Ein Hungergefühl, verbunden mit aggressivem Verhalten, Gleichgewichtsstörungen usw. traten nicht auf.«

*Herr H. P., Gotha*

»Seit August 1998 habe ich in Etappen (drei Wochen, zwei Wochen und dann noch zwei einzelne Wochen) bis heute mehr als 35 kg (!) abgenommen. Bei einer Körpergröße von 1,82 m und einem Ausgangsgewicht von 135,5 kg war und ist diese Diät ein voller Erfolg! Außer leichten Schwindelgefühlen kurz nach dem Aufstehen (und nach längerem Sitzen) gibt es überhaupt keine negativen Erfahrungen mit Ihrer Diät. Blutdruckwerte von 148/112 auf 120/70 gesunken. Pulsschlag von 62 auf 48 reduziert … Außerhalb der Diät-Wochen lege ich ausnahmslos einmal in der Woche einen Almased-Tag ein.«

*Herr A. K., Dülmen*

Die Markert-Diät, eine der bekanntesten und mittlerweile hunderttausendfach erprobten und wissenschaftlich gesicherten Diätmethoden, kann auch nach Überzeugung führender Wissenschaftler immer dann eingesetzt werden, wenn (stark) Übergewichtige aus medizinischen Gründen in kurzer Zeit viel abnehmen müssen. Wird eine solche Diät gar in einem interdisziplinären Programm angewandt, ist sie auch für eine langfristige Gewichtsreduktion äußerst effektiv, ja sinnvoll. Damit hat die Wissenschaft, die bis dato vehement solche sogenannten LCD's (»low calorie diets«: Crash-Diäten) bekämpft hat, der Methode »ihren Segen« erteilt.

»Damit nehme der Patient kontinuierlich ab, und zwar in vier Wochen zwölf Kilo, berichtete Professor Johannes Georg Wechsler aus München auf der MEDICA in Düsseldorf. Indiziert seien solche ambulanten Programme für Adipöse mit einem Body-Mass-Index über 30.«

*Aus: Ärzte Zeitung (25.11.1997)*

# Anhang

## Literatur


Ahrén, B.: *Regulatory peptides in the thyroid gland – a review on their localization and function.* Acta Endocrinol, (124,3) 1991, 225–232.

Anderson, J. W., et al.: *Hypocholesterolemic effects of oatbran or -bean intake for hypercholesterolemic men.* Am. J. Clin. Nutr. (40) 1984, 1146–1155.

Apfelbaum, M., Fricker, J., Igoin-Apfelbaum, J.: *Low and very low caloric diets.* Am. J. Clin. Nutr. (45) 1987, 1126–1134.

Beauvoir, Simone de: *Das Alter.* Rowohlt, Reinbek 1977.

Campfield, L. A., et al.: *Recombinant mouse ob protein. Evidence for a peripheral signal linking adiposity and central neural networks.* Science (269) 1995, 546–549.

Considine, R. V., et al.: *Serum Immunreactive-Leptin Concentrations in Normal Weight and Obese Humans.* New England J. of Med. (334,5) 1996, 292–295.

Forsythe, W. A., Green, M. S., Anderson, J. J. B.: *Dietary protein effects on cholesterol and lipoprotein concentrations.* J. Am. Coll. Nutr. (5) 1986, 533–549.

Friedman, J. M., et al.: *Genetic analysis of complex disorders. Molecular mapping of obesity genes in mice and humans.* Ann. N. Y. Acad. Sci. (630) 1991, 100–115.

Friedman, J. M., et al: *Level of expression and chromosome mapping of the mouse cholecystokinin gene. Implications for murine models of genetic obesity.* Geonomics (5) 1989, 463–469.

Friedman, J. M.: *Obesity. Brown fat and yellow mice.* Nature (366) 1993, 720–721.

Garlick, P. J., McNurlan, M. A., Ballmer, P. E.: *Influence of dietary protein intake on whole body turnover in humans.* Diabetes Care (14) 1991, 1189–1198.

Gelfand, R. A., et al.: *Catabolic mechanism in thyroid hormone excess. The contribution of adrenergic activity to hypermetabolism and protein breakdown.* Metabolism (36) 1987, 562–569.

Gelfand, R. A., Hendler, R.: *Effect of nutrient composition on the metabolic response to VLCD. Learning more and more about less and less.* Diabetes Metab. Rev. (5) 1989, 17–30.

Gey, K. F., Brubacher, G. B., Stähelin, H. B.: *Plasma levels of antioxidant vitamins in relation to ischemic heart disease and cancer.* Am. J. Clin. Nutr. (45) 1987, 1368–1377.

Green, E. D., et al.: *The human obese (OB) gene. RNA expression pattern and mapping on the physical, cyctogenetic, and genetic maps of chromosome 7.* Genome Res. (5,1) 1995, 5–12.

Grussendorf, M.: *Metabolismus der Schilddrüsenhormone. Untersuchung am gesunden und schwerkranken Organismus.* Thieme, Stuttgart 1988.

Halaas, J. L., et al.: *Weight reducing effects of the plasma protein encoded by the obese gene.* Science (269) 1995, 543–546.

Harris, T., Cook, E. F., Garrison, R.: *Body mass index and mortality among nonsmoking older persons. The Framingham heart study.* J. Am. Med. Ass. (259) 1988, 1520–1524.

Hubert, H. B., Feinleib, M., McNamara, P. M.: *Obesity as an independent risk factor for cardiovascular disease. A 26-year follow-up of participants in the Framingham heart study.* Circulation (67) 1983, 968–977.

Janan, J., et al.: *Effect of severe energy restriction and refeeding on thyroid hormones in bulls.* Acta Vet. Hung. (43) 1995, 173–177.

Jones, P. M.: *The influence of adrenal hormone status on neuroendocrine peptides in the rat anterior pituitary gland.* J. Endocrinol. (127,3) 1990, 437–444.

Kabrt, J., et al.: *Low-energy protein diet and starvation diet in the obese – effect on energy metabolism*. Czech Med. (13) 1990, 175 – 180.

Kahn, C. R.: *Insulin receptor defect in insulin resistance. Studies in the obese hyperglycemic mouse*. Biochem. Biophys. Res. Commun. (48) 1977, 135.

Karabatas, L. M., Lombardo, Y., Basabe, J. C.: *Effect of high-protein feeding on insulin secretion in mice injected with splenocytes from diabetic mice*. Proc. Soc. Exp. Biol. Med. (211) 1996, 81 – 86.

Katzeff, H. L.: *Caloric restriction and iopanoic acid effects on thyroid hormone metabolism*. Am. J. Clin. Nutr. (52) 1990, 263 – 266.

Koivisto, V. A., et al.: *Insulin binding to monocytes in trained athletes, changes in the resting state and after exercise*. J. of Clin. Investig. (64,4) 1979, 1011 – 1015.

Koivisto, V. A., Sherwin, R. S.: *Exercise in diabetes. Therapeutic implications*. Postgraduate Medicine (66,5) 1979, 87 – 91, 94 – 96.

Lantigua, R. A., et al.: *Cardiac arrhythmias associated with a liquid protein diet for the treatment of obesity.* New Engl. J. of Med. (303) 1980, 735 – 738.

Leibel, R. L., Bahary, N., Friedman, J. M.: *Genetic variation and nutrition in obesity. Approaches to the molecular genetics of obesity*. World Rev. Nutr. Diet (63) 1990, 90 – 101.

Leibel, R. L., Bahary, N., Friedman, J. M.: *Strategies for the molecular genetic analysis of obesity in humans*. Crit. Rev. Food Sci. Nutr. (33) 1993, 351 – 358.

Lew, E. A., Garfinkel, L.: *Variations in mortality among 750.000 men and women*. J. Chron. Dis. (32) 1979, 563 – 577.

Makawiti, D. W., et al.: *Altered 3,5,3'-trijodthyronine – thyroxine ratio in experimentally induced kwashiorkor and obesity in rats*. Int. J. Vitam. Nutr. Res. (65) 1995, 132 – 136.

Manson, J. E., Colditz, G. A., Stampfer, M. J.: *A prospective study of obesity and risk of coronary heart disease in women*. New Engl. J. Med. (322) 1990, 882 – 889.

Markert, D. F.: *Diätetische Therapie der Adipositas. Pathophysiologie des Fettgewebes.* Deutsches Ärzteblatt (9), 1998.

Markert, D. F.: *Die Markert-Diät in der ärztlichen Praxis.* Haug/Hüthig, Heidelberg 1999.

Markert, D. F.: *Die Markert-Diät. Endlich Schluß mit dem Jo-Jo-Effekt.* Goldmann, München 1996 (illustrierte Ausgabe im Mosaik Verlag, München 1998).

Markert, D. F.: *Increased basal metabolic rate via stimulation of the T4/T3-neogenesis by means of an specific-dynamic amino-acid-enzyme preparation.* Biol. Med. (2) 1996, 75 – 78.

Markert, D. F.: *Untersuchungen zur Kardiotoxizität von Psychopharmaka.* Diss., Frankfurt am Main 1980.

McCarthy, M. F.: *Central insulin may up-regulate thyroid activity by suppressing neuropeptide Y release in the paraventricular nucleus.* Med. Hypotheses (45,2) 1995, 193.

*Molekulare Aspekte des Alterns.* Konferenz Berlin-Dahlem, 13. bis 18. 2. 1994.

Nielsen, K., et al.: *Casein and soya-bean protein have different effects on the whole body protein turnover at the same nitrogen balance.* Br. J. Nutr. (72) 1994, 69 – 81.

Palgi, A., et al.: *Multidisciplinary treatment of obesity with a protein-sparing modified fast. Results in 668 outpatients.* Am. J. Public Health (75) 1985, 1190 – 1194.

Pelleymounter, M. A., et al.: *Effects of the obese gene product on body weight regulation in ob/ob mice.* Science (269) 1995, 540 – 543.

Phinney, S. D., et al.: *Normal cardiac rhythm during hypocaloric diets of varying carbohydrate content.* Arch. Intern. Med. (143) 1985, 2258 – 2261.

Piatti, P. M., et al.: *Hypocaloric high protein diet improves glucose oxidation and spares lean body mass. Comparison to hypocaloric high-carbohydrate diet.* Metabolism (43) 1994, 1481 – 1487.

Rabskin, S. W., Mathewson, F. A., Hsu, P. H.: *Relation of body weight to development of ischemic heart disease in a cohort of young American men after a 26-year observation period. The Manitoba study.* Am. J. Cardiol. (39) 1977, 452–458.

Randle, P., Hales, C. N., Garland, P. B.: *The glucose fatty-acid cycle.* Lancet (I) 1963, 785.

Schipperges, H.: *Moderne Medizin im Spiegel der Geschichte.* Thieme, Stuttgart 1970.

Shinton, R., Shipley, M., Rose, G.: *Overweight and stroke in the Whitehall study.* J. Epidem. Commun. Health (45) 1991, 138–142.

Siegenthaler, W.: *Klinische Pathophysiologie.* Thieme, Stuttgart 1994.

Soman, V. R., et al.: *Increased insulin sensivity and insulin-binding to monocytes after physical training.* New Engl. J. of Med. (301,22) 1979, 1200–1204.

Sours, H. E., et al.: *Sudden death associated with very low caloric weight reduction regimens.* Am. J. Clin. Nutr. (34) 1981, 453–461.

Van Itallie, T. B., Yang, M. U.: *Cardiac dysfunction in obese dieters. A potentially lethal complication of rapid massive weight loss.* Am. J. Clin. Nutr. (39) 1984, 695–702.

Wolf, G.: *Leptin. The weight-reducing plasma protein encoded by the obese gene.* Nutrition Rev. (54) 1995, 91–93.

# Register

Seitenangaben in *Kursivdruck* verweisen auf grafische Darstellungen.